デンタルフィットネス完全ドリル

髙橋翔太
しんん治歯科医院 COO
歯科医院専門コンサルタント

しん治歯科の本シリーズ④

［まえがき］

売上1億円突破は夢ではない

「医院をどのタイミングで大きくしたらいいんですか？」
「事務長ってどうやったら雇えるの？」

私はこれまで100以上の歯科医院の経営改善にかかわってきました。歯科医院向けの経営セミナーも開いています。そうした機会に、院長先生からさまざまな質問を受けてきました。

全国の歯科医院の数は約7万。

このうち、売上１億円を超えている歯科医院は約3500院で、全体の５～６％です。

ということは、年商１億円突破のスタートラインにすら立たないまま終わろうとしている歯科医院が９割以上あるわけです。

それでは、年商１億円突破は難しいものなのでしょうか？

決してそんなことはありません。予防歯科に対する考え方を変えて経営を改善すれば、年商１億円は現実的な数字です。

さすがに年商5000万円からたった数ヶ月で年商２億円に激変するのは難しいかもしれませんが、キチンと計画を立てて実行すれば早くて1～2年の間に１億円を突破するのは難しくないと私は考えています。

私はかつて「年商２億円歯科医院経営塾」というセミナーを開いていたことがあります。

そのときに受講してくださった院長先生は、実はほとんどが売上２億円を超えていました。それなのになぜ、セミナーに参加してくださったのでしょうか？

「このままではいけない」

そんな将来に対する危機感があるからではないでしょうか。

売上２億円以上の歯科医院となると、7万院中約1440院しかありません。全体のわずか2％です。この上位2％に入っているということは、歯科医院経営者としては成功者といっていい立場です。

それでもセミナーに参加した院長先生には「もっと経営を改善したい」というあくなき向上心があるわけです。一方で、これまで全力で走り続けてきたものの、この先も同じペースで走り続けられるとは限らないという不安があるのかもしれません。

年商数千万円の歯科医院が年商１億円を突破するにはどうしたらいいのか？ 年商２億円の歯科医院が持続可能な経営をするにはどうしたらいいのか？

そのノウハウを本書でご紹介していきたいと思います。

歯科医院経営に取り入れるべきはビジネスの常識

私は、香川県高松市にある医療法人社団しん治歯科医院の最高執行責任者（COO）であるとともに、歯科医院専門コンサルタントの髙橋翔太と申します。

私は情報系の大学院を修了した後、東京のNTTグループに属するシステム開発会社で会社員生活を始めました。その後、証券会社や広告代理店を経て、起業も経験しました。

私は歯科医師でも歯科衛生士でも歯科技工士でもありません。

これは私の弱みであると同時に、大きな強みでもあります。

というのも、一般のビジネスマンの視点から歯科医院経営を客観視できるからです。

必ずしも、一般のビジネスと歯科医院経営がすべてイコールとは思っていません。歯科医療ならではの法令やルールがあります。

しかし、私が歯科業界に身を投じて痛感させられたのは、一般のビジネスでは常識なのに、歯科業界では非常識ということが数多くあることでした。

父親が30年前に開業したしん治歯科医院に、私は2015年に事務長として参画しました。その後ビジネスや起業の経験を活かして財務から法務、人事、マーケティング、ブランディングまで改革を断行しました。その結果、２年間で売上を２億円から２倍の４億円に伸ばすことに成功しました。売上は今でも伸び続け2023年現在、約7億円まで成長しています。

私は特別なことをしたわけではありません。

ビジネスで当たり前とされていることを、歯科医院経営に持ち込んだだけです。ビジネスで定石とされていることを、歯科医院に転用しただけです。

経営改善というと、何だかムズカシソウ……。そんなふうに感じる方がいるかもしれません。そこで、本書は一問一答のドリル形式にしました。楽しみながら解き進めていけるようにしています。

このドリルを通して経営を細かく分解していくと、できていない部分、欠けているピースが見えてくるはずです。何をどうすればいいか、方向性も明らかになるでしょう。

ぜひ、気楽に問題を解いてみてください。

目次

まえがき……2

CHAPTER 1 ［予習編］
経営状態の自己診断ができる!……13

Q1 人件費率はどれくらいが適正ですか?……14
A. 30%前後がベストバランスです。

Q2 ひと月あたりの通院回数はどれくらいが適正ですか?……20
A. 治療内容にもよりますが、1.7回～2.5回が目安です。

Q3 「予防開始」はどのタイミングからですか?……23
A. 3回目の歯周検査が終わり、
SPTまたはP重防に移行するタイミングです。

Q4 予防（定期健診）では
SPTやP重防で保険請求していますか?……30
A. 「はい」が大前提です。

Q5 「P処」の定義は何ですか?……34
A. 「ペリオ（歯周病）処置」を略したもので、
歯周病に対する"全般"処置のことです。

Q6 予防歯科（定期健診）にかける時間は何分ですか?……36
A. 大人は60分が理想です。

Q7 定期健診のリピート率はどれくらいを目指すべきですか?……40
A. 最低90%です。

Q8 来院しなくなった患者さんに電話をかけたほうがいいですか?……46
A. いいえ、必要ありません。

Q9 「かかりつけ歯科医機能強化型歯科診療所（か強診）」の
認定を受けるメリットは何ですか?……49
A. SPT保険点数が1.5倍くらいに。

Q10 チェアの稼働率はどれくらいを目指せばいいですか?……51
A. 予防用は85～90%、治療用は75～80%を目指しましょう。

Q11 予防歯科の歯科衛生士の人数はどれくらいが適正ですか?……54
A. 予防なら「チェアの台数プラス1人」が適正です。

CHAPTER 2 ［人編］
スタッフのパフォーマンス向上法がわかる！……57

Q12 月給が20万円と24万円の求人があれば、求職者はどちらをクリックしますか？……58
A. 当然、 24万円です。

Q13 退職金のコストを抑えるために、基本給を低くしたほうがいいですか？……63
A. いいえ。優秀な人材を採用するほうが優先事項です。

Q14 「歯科衛生士」を募集するとき、職種名は「歯科衛生士」としか書けない。〇か×で答えてください。……66
A. ×です。

Q15 歯科衛生士の募集で求人広告に掲載する写真は何がいいですか？……70
A. 歯科衛生士の仕事風景です。

Q16 院長先生が考える「いい人」とスタッフが考える「いい人」は同じですか？……74
A. いいえ、違います。

Q17 採用をスタッフに任せるメリットを2つ挙げてください。……76
A. "スタッフと合う人を採用できること"と、"スタッフのモチベーションが上がる"ことです。

Q18 就業規則は従業員が何名になればつくるべきでしょうか？……79
A. 10人以上です。

Q19 ブランディングとマーケティングの違いは何ですか？……84
A. ブランディングは「好きになってもらうこと」、マーケティングは「知ってもらうこと、使ってもらうこと」です。

Q20 新しい施策を打つとき、どうやってスタッフから同意を取ればいいですか？……89
A. ブランディングによって自院を好きになってもらう。

Q21 CSとESはどっちが先ですか？……94
A. CSです。

Q22 辞めたスタッフに悪口を言われないためには
どうすればいいですか？……100
A. CSを高めるしかありません。

CHAPTER 3 ［モノ編］
歯科経営に必要な設備投資の
最適解を理解する！……105

Q23 マイナンバー保険証に反対すべきですか？
A. IT化の流れに抗うのは無意味です。……106

Q24 チャットやメールは「同期型」と「非同期型」の
どちらのコミュニケーションですか？……109
A. 非同期型コミュニケーションです。

Q25 非同期型コミュニケーションツールで導入効果が
高いのは次の(1)〜(3)のうちどれですか？
(1)ビジネスチャット(2)メール(3)電子掲示板……112
A. (1)のビジネスチャットです。

Q26 チェア8台の歯科医院が1時間のミーティングを開きました。
コストはいくらくらいでしょうか？……120
A. 約20万円です。

Q27 チャットツールで把握できる
部下の数は何人だと思いますか？……122
A. 無制限です。

Q28 データはどこに保存すれば安全ですか？……124
A. クラウドストレージです。

Q29 ITの最大の効果・効能は何ですか？……127
A. 作業の短縮化や置き換えです。

Q30 予約表の左側には、治療と予防の
どちらを配置したほうがいいですか？……131
A. 予防です。

Q31 インカムは必要ですか？……137
A. 不要です。

Q32 歯科医院のレイアウトは個室型と
オープン型のどちらがいいですか?……140
A. オープン型です。

Q33 名刺に記載してはいけないのは次の(1)～(3)のうちどれですか?
(1)代表電話番号(2)携帯電話番号(3)メールアドレス……144
A. (1)の代表電話番号です。

CHAPTER 4 [カネ編]
最も大事な「利益」の
出し方がわかる!……147

Q34 次の5つからストックビジネスをすべて選びましょう。
(1)百円均一ショップ(2)ネットフリックス
(3)賃貸住宅(4)焼肉食べ放題(5)予防歯科……148
A. (2)ネットフリックス(3)賃貸住宅(5)予防歯科

Q35 予防歯科のチェア1台の売上は、
いくらを目指すべきですか?……151
A. 月140万円前後です。

Q36 Aに適したものを次から選んでください。
粗利益＝売上高－(人件費＋A)
(1)材料費(2)回転率(3)売上原価……154
A. (1)の材料費です。

Q37 治療と予防ではどちらの粗利率が高いですか?……156
A. 予防です。

Q38 歯科医師にとって最も投資対効果が高いのは
次のうちどれですか?
(1)不動産(2)株式(3)FX(4)歯科医療……160
A. (4)の歯科医療です。

Q39 スタッフ向けの目標設定にふさわしいものを
次の(1)～(4)から1つ選んでください。
(1)粗利(2)患者さんの人数(3)スタッフの人数(4)売上高……163
A. (2)の患者さんの人数です。

Q40 投資のタイミングの指標は次の(1)～(3)のうちどれですか？
(1)チェア稼働率(2)金利(3)売上 …… 171
A. (1)のチェア稼働率です。

Q41 5年後の売上目標は
どれくらいに設定すればいいですか？ …… 174
A. 明確な目標がなければ、 20%アップに設定しましょう。

Q42 歯科医師と歯科衛生士はそれぞれ
給料の何倍の売上を上げるべきですか？ …… 179
A. 歯科医師は5倍、歯科衛生士は3倍が目安です。

CHAPTER 5 [情報編]
ストック型経営に必須である
情報戦略がわかる！ …… 183

Q43 訪問歯科をやるメリットを4つ挙げてください。 …… 184
A. ①時間単価が高いこと、②社会的信用度が高まること、
③訪問車両が宣伝になること、④CSRの向上の4つです。

Q44 訪問歯科用の車両に描くキャラクターは
笑顔と無表情のどちらが適していますか？ …… 190
A. 無表情です。

Q45 ローカルテレビのCMとローカルラジオのCMでは、
どちらが歯科医院の宣伝効果が高いですか？ …… 194
A. ローカルラジオのCMです。

Q46 正確な歯科医療情報を聞くべき相手は誰ですか？ …… 199
A. 厚生労働省（地方厚生局）です。

Q47 経営のことは税理士に聞くといい。
〇か×かで答えてください。 …… 202
A. ×です。

Q48 歯科医院が参考にすべきは
次の3つのうちどの業界ですか？
(1)コンビニ(2)運送業(3)製造業 …… 205
A. (3)の製造業です。

Q49 地方の歯科医院の院長は、できるだけ東京に出張して
情報を収集すべきでしょうか?
○か×かで答えてください。……208
A. ×です。

CHAPTER 6 [歯医者から会社へ]
デンタルフィットネス成功の
更に先の未来!……213

Q50 事務長をアルファベット3文字で表してください。……214
A. COOです。

Q51 事務長は、歯科医療に精通している必要がありますか?……217
A. いいえ、必要ありません。

Q52 事務長の年俸はいくらが適切ですか?……221
A. 最低でも年俸500 ~ 600万円です。

Q53 能率良く働くスタッフを事務長に昇格させるべきですか?……223
A. いいえ、違います。

Q54 優秀な事務長を雇えば、経営をすべて任せられますか?……225
A. いいえ、組織化が必要です。

Q55 経営企画室で雇う人の前職は何がいいと思いますか?……228
A. SIerや広告代理店、商社などに勤めていた人です。

Q56 経営企画室に任せる業務は何ですか?……231
A. 歯科医療以外ほぼすべてです。

Q57 何でもできる職員を雇うべきですか?……234
A. いいえ。

Q58 採用活動のとき、採用することを通知するために
渡すのは次のうちどれですか?
(1)労働契約書(2)内定書(3)合格通知書……237
A. (2)の内定書です。

Q59 テレビCMは何秒のものが多いですか?……241
A. 15秒です。

Q60 経営判断にエビデンスは必要ですか?……246
A. 不要です。

Q61 3Dは3次元のことですが、
ビジネスでNGワードとされる3Dとは何の略ですか？……252
A.「でも、だって、どうせ」です。

Q62 院内に評論家は必要ですか？……255
A. 不要です。

Q63 職場の雰囲気づくりのための飲み会は必要ですか？……258
A. なくてもかまいません。

Q64 チームビルディングのための施策は必要ですか？……260
A. 不要です。

Q65 ツール選びは重要ですか？……264
A. 重要ではありません。

Q66 余裕のある生活とは年収いくらですか？
次の3つから選んでください。
(1)年収1000万円(2)年収2000万円(3)年収1億円……266
A. すべて正解です。

Q67 ビジネスで使われる「TTP」の意味は何ですか？……269
A.「徹底的にパクる」です。

Q68 院長先生が疲れないコツとは？……272
A. 100%の力で働き続けないことです。

Q69 自分が疲れないためにやるべきことを
次の(1)～(3)から選んでください。
(1)スタッフを認めて褒める
(2)スタッフよりもたくさん休む
(3)自分の仕事をスタッフに押し付ける……275
A. (1)のスタッフを認めて褒めるです。

あとがき……279

CHAPTER 1

［予習編］

経営状態の自己診断ができる！

Q1

人件費率はどれくらいが適正ですか？

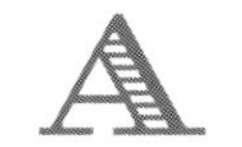

30%前後がベストバランスです。

人件費率が30%を下回るとスタッフの不満が高まる

経営者としての院長先生は、人件費を低く抑えたいと考えるでしょう。もしかすると、人件費は少なければ少ないほうがいいという感覚があるかもしれません。それでは、あなたは自院の人件費率を出したことがありますか？

もし、まだ出したことがなかったら、この機会に算出してみてください。人件費率とは「売上に占める人件費の割合」のこと。式にすると、

人件費率（%）＝「人件費」÷「売上」×100

このとき、人件費には院長先生や役員の報酬は含めません。勤務医や歯科衛生士、歯科技工士、歯科助手、受付・事務スタッフらの人件費で計算します。この**人件費は30%くらいが適正**です。

いやいや、人件費率は低ければ低いほうがいいのではないか。そんな声が聞こえてきそうです。それでは人件費率が

30％より低いと、どうなるでしょうか？

人件費率が20％しかない歯科医院を考えてみましょう。

スタッフたちの間で「たくさん患者さんを診ているのに何で私たちはこんなに給料が安いの？」「院長先生は外車を乗り回して、いい気なもんよね」と、不満が鬱積（うっせき）していく可能性大。人件費率の低さがスタッフの離職につながる恐れが高まるのです。

よく院長先生が「スタッフの給料をどれくらいに設定すればいいのかわからない」と漏らすのを耳にします。

院長先生は求人広告代理店の営業マンに「いくらくらいで出せばいいの？」と聞くわけです。すると、営業マンは近隣の歯科医院の給与相場を教えてくれます。「他の歯科医院がこれくらいの給料を出しているなら、うちも同じくらいにしよう」というわけです。しかし、自分の歯科医院と他の歯科医院では、売上規模が異なります。**他の歯科医院は給料設定の基準にはならない**のです。

次のようなケースも散見されます。

10年前に新卒で採用した歯科衛生士の月給が20万円だったとします。新たに新卒の求人を出すとき、本当は月給26万円に設定したい。しかし、10年前に入職した歯科衛生士から「何で私は20万円だったのに、今の募集では26万円なの？」と不平を言われることを危惧して、あえて月給20万円で出すというケースです。

いったい何が目的で月給20万円にするのでしょうか？10年前に月給20万円で雇ったスタッフは今、もう20万ではないはずです。昇給しているでしょう。

そもそもこの10年間で最低賃金は大きく上昇しました。例えば東京都の最低賃金は、2012年は時給850円でしたが、10年後の2022年は1072円に上昇しています。実に26%アップです。時給850円で１日８時間、月20日働いたとすると、13万6000円。時給1072円だと17万1520円です。10年でこれほど最低賃金が上がっているのです。

もしも、10年前に20万円で雇った歯科衛生士の給与が変わらずそのままの歯科医院があるとすれば、そのほうが問題です。

人件費率を計算してみて、30%を下回っているなら、今一度給与水準を見直してみてください。

人件費率が30%を上回ると経営を圧迫する

逆に、**人件費率が30%より高いと、医院にキャッシュが残りません。**人件費率の高さが経営を圧迫しかねないのです。これは院長先生のイメージ通りです。

それでは、人件費率が40％や50％の場合を考えてみましょう。スタッフの給料をどれくらいに設定しているでしょうか？

歯科業界の標準的な金額だと、歯科衛生士なら月26万〜28万円くらい。この標準的な給料を設定しているのに、人件費率が40〜50％も占めているということは、**売上が足りない**ということの裏返しです。

ましてや、院長先生の役員報酬などを除いての算出結果ですから、**院長先生自身が報酬を手にするための利益が残っていない**と考えるべきです。

このように、30％を基準にすると、いろんな経営分析ができます。人件費率が20％なら給料が低すぎる問題が想定できる一方で、40％なら経営努力が足りない可能性があるわけです。

人件費率から見える「人を増やすタイミング」

歯科衛生士の求人を月給26万円で出すとします。社会保障費などを除いて単純計算して年間312万円の負担です。この年312万円のコストを乗せた瞬間、赤字になるのなら、そもそも今の要員配置でまったく成果が出ていないということを物語っています。**生産性が悪い**わけです。この状態で新たにスタッフを雇っても絶対にうまくいきません。

たとえ超ベテラン歯科衛生士が入職したとしても、その歯科医院の経営体質が変わらない限り、経営悪化から脱出できないでしょう。

「人が足りない」「人さえいれば」「チェアがもっとあれば」とこぼす院長先生がいますが、本当にそうでしょうか？

まずは経営状態をきちんと分析してみてください。そのわかりやすい手がかりが人件費率です。

売上が2億円を超えたら人件費率40％でもOK

人件費率の目安は30％ですが、**売上が２億円を超えてきたら40％くらいになっても問題ありません。**というのも、間接要員が増えるからです。**間接要員とは、受付事務や歯科助手といった利益と直結しないスタッフ**のことです。

歯科医師の数が増えれば増えるほど、一般的に歯科助手の数も増やさなければなりません。歯科助手は間接要員ですから、収益を上げられません。歯科医院の規模が大きくなれば、総務や経理といった管理部門のスタッフも雇うようになるでしょう。そうなると、当然、人件費率が上がっていきます。

売上２億円だと、チェアが５～９台くらいの規模でやっているところが多い。そうなると、どう考えても歯科医師１人では回せません。勤務医が１人必要になってくると考えると、間接要員の人数も基本的には２倍になります。こうしたことから、**規模が拡大すれば、人件費率は上がらざるをえないのです。**

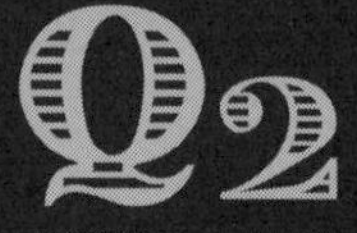

ひと月あたりの通院回数はどれくらいが適正ですか？

治療内容にもよりますが、1.7回～2.5回が目安です。

通院回数が多すぎても少なすぎてもCSは下がる

虫歯の一般的な治療回数は平均４回と言われています。月1.7回の通院なら、治療が終わるまで最低でも２カ月はかかります。このことは歯科医師はみなさんわかっていると思いますが、ユーザー目線から見るとどうなのか、あまり意識したことはないでしょう。

月1.7回を下回ると、患者さんからすると「予約が取りにくいな」と感じます。月１回くらいしか予約が取れないと、治療が終わるまでに４カ月もかかってしまいます。患者さんに「あの歯科医院は長く通わせようとする」と受け取られてしまいかねません。**ひと月の通院回数が少なすぎると、顧客満足度（ＣＳ）が下がってしまう**恐れがあるのです。

一方で、月2.5回だと、毎週通うのに近い感覚です。そうなると、患者さんに「忙しいのに、何でこんなに細切れに通わなければならないんだ？」と不快に思われてしまう可能性があります。患者さんの「無理やり通わされている感」が強くなるのです。もちろん、症状によっては毎週処置をしなければいけないケースもあるでしょう。月2.5回くらい通ってもらうときは、患者さんにきちんと理由を説明すべきです。

経営的な視点に立つと、患者さんに頻繁に通ってもらったほうが収益が上がりそうなイメージがあると思います。ところが実際には、**短い期間で数多く来院させるのは売上を取り損ねている可能性**があります。

保険診療の場合、１カ月分が単位になっています。このため、１カ月に５回の通院でも１回の通院でも、１カ月分と見なされて、歯科医院が受け取る金額が同じケースがあります。

極論ですが、例えば３回の処置が必要な治療があるとします。それを１カ月でこなしてしまうより、３カ月に小分けして診察したほうが保険診療の制度上、売上が最大化することがあるのです。ただし、そんなことをやれば、患者さんからの信頼を失います。

最優先で考えるべきは、患者さんにとって最善の治療です。このことを大前提にしたうえで、トータルのバランスを考えると、来院頻度は多すぎても少なすぎてもいけません。**月1.7回～2.5回くらいがちょうどいい**のではないでしょうか。

ぜひ、自院の通院頻度をチェックしてみてください。患者さんに無理を強いているのか、不審がられているのかといったことが見えてきます。

通院頻度を把握して予約の取り方を見直すことで治療に通う患者さんのCSを圧倒的に改善できます。

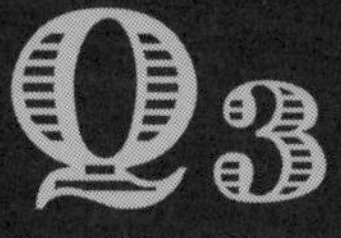

「予防開始」は どのタイミング からですか？

3回目の歯周検査が終わり、SPTまたはP重防に移行するタイミングです。

※4回目、5回目の歯周検査後のタイミングのケースもあります。

歯科医院の7割が保険制度にのっとった仕組みになっていない!?

「予防開始」の定義は、歯科医院によって大きく異なるのが現実です。本書では、国が定めた歯周治療・歯周検査のルールにのっとって、3回目の検査が終わった後、「今日の検査で、歯周病の症状が安定していました。次回からは予防にお越しください」と、予約を取って帰っていただくこの瞬間を「予防開始者」としてカウントしています。

私はデンタルフィットネスという予防歯科のメソッドを導入するコンサルティングを行っていますが、この中で数多くの歯科医院と接していて、なんとなく「おかしいな」と感じていたことがありました。

それは「保険制度にのっとった歯周治療・歯周検査の流れ」についてです。

全国の歯科医師に独自アンケート調査を行ってみたところ、歯周病の治療から予防への一連の流れが歯科医療現場に浸透していないことがわかりました。調査結果では、国が定めた流れを理解している歯科医院は３割くらい。約７割の歯科医院は保険制度にのっとった仕組みになっていないという恐るべき実態が明らかになったのです。

私は2022年に『デンタルフィットネスの教科書』という書籍を出版して、保険診療による予防歯科について解説しました。それに対して「この内容は国民やメディアに発表できないのではないか」といった批判を受けたのです。デンタルフィットネスの予防歯科は法的にグレーゾーンだというのです。そもそも書籍というメディアで公表した内容について「発表できない」と指摘される意味が私にはわかりませんが、**デンタルフィットネスの予防歯科はグレーどころか真っ白**です。だから正々堂々とセミナーを開き、書籍も出版しました。それなのに、なぜグレーという批判を受けるのでしょうか？

歯周治療の流れを知らない歯科医師が７割もいるからです。

このルールは、最近できたものではありません。もう10年以上も前のことです。それなのに周知されていないことが、歯科業界で予防歯科がなかなか浸透しない１つの壁になっています。本当にもったいないことだと思います。

SPT・P重防を予防歯科と考える

まずは予防開始とは何かを明確にする必要があるでしょう。

保険制度にのっとった歯周治療の流れに沿って治療をして、歯周検査を行わないと予防へと移行できません。

次のページの表を見てください。**ＳＰＴ（サポーティブペリオドンタルセラピー）は、単なる健康維持ではなく、治療です。**患者さんの歯周組織の状態を見ながら、咬合調整・ポケット内洗浄・歯石除去・ＳＲＰを行います。本来、ＳＰＴとＰ重防（歯周病重症化予防治療）は治療ですが、デンタルフィットネスでは予防ととらえています。

例えば、奥歯を抜いたとカルテに記入したら、保険点数を歯科医院が請求できます。これと同じように、定期健診に来たとき、歯科医院がカルテに記入する項目がこのＳＰＴやＰ重防です。

ただ、**歯周治療の流れに沿って治療しないと、定期健診を保険請求してはいけません。**これは国が決めたルール。だから、これをやらずに保険を請求するのは違法です。このコロナ禍、助成金の不正請求が問題になりましたが、それと同じレベルの話です。

例外はありますが、かかりつけ歯科医機能強化型歯科診療所（か強診）の施設基準を持っていない歯科医院では基本的にＳＰＴやＰ重防は３カ月に１回しか保険算定できません。もし「月１でやっています」となると、これまた違法性が疑われます。

保険制度にのっとった「歯周治療・歯周検査の流れ」

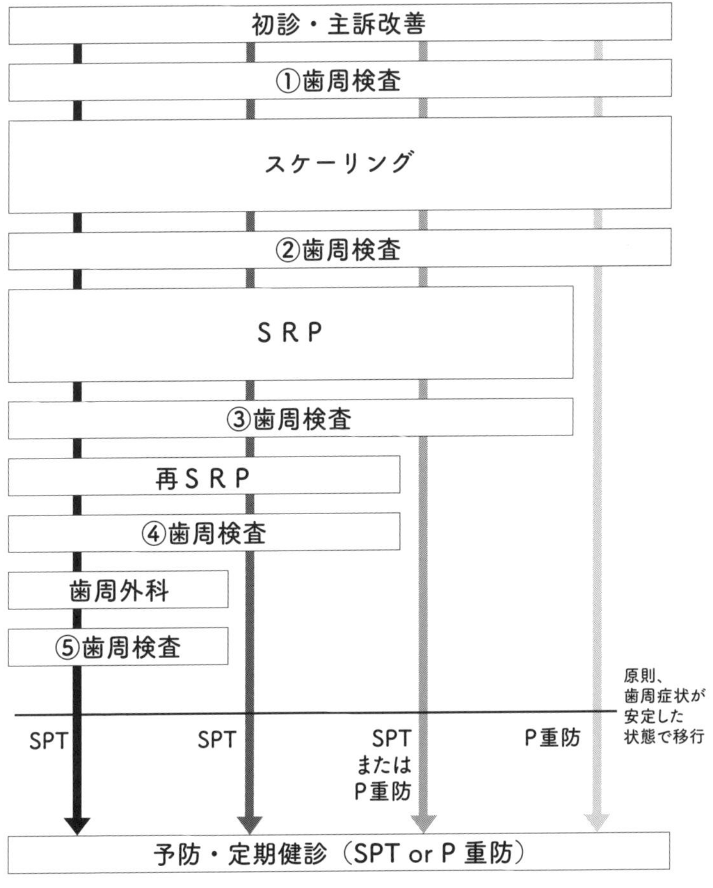

保険制度の流れにのっとっていない歯科医院には、大きく次の２つのパターンがあります。

１つは、**ＳＲＰが予防だと勘違いしている**ケース。正確にはずっとSRPでとり続けている再SRP状態です。これでは実際には予防まで到達していません。

もう１つは、３回目の検査までのプロセスをすっ飛ばして、**ＳＰＴまたはＰ重防からいきなり始めている**というケース。それなのに予防をうたっているとなると、違法性が疑われます。**歯周病の症状が安定していないのに、予防をやっても意味がないのです。**またこれを証明するための歯周検査も行っていないとなるとかなりの問題です。ある意味その患者さんは病気が治っていないのに「治った」と言われている状態です。

これが例えばがんなら大問題です。がんが消えていないのに、医師が「消えました」と言って、予後のリハビリだけ通わせているような状態です。これでは医療事故です。それでもし、その患者さんが亡くなったら、大問題に発展するでしょう。予防歯科に入る前に検査が必要なのは当然なのです。

繰り返しますが、この基本的な予防歯科の流れに約７割の歯科医院がのっとっていません。これが現実です。

歯周病の治療のルールに基づいて歯周検査もしっかりと行い、検査記録を元に状態の安定を確認してから、ＳＰＴ・Ｐ重防に誘導すべきです。

保険診療の歯周治療について、ガイドライン通りに実施・算定できていますか？

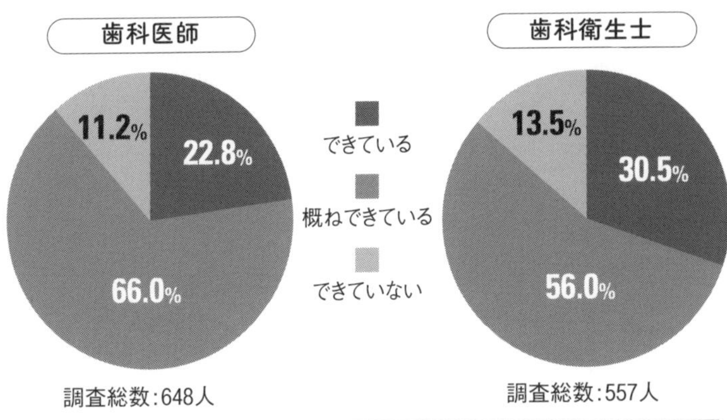

対象者：歯科医師648人、歯科衛生士557人（2023.1調査）

メインテナンスの算定について

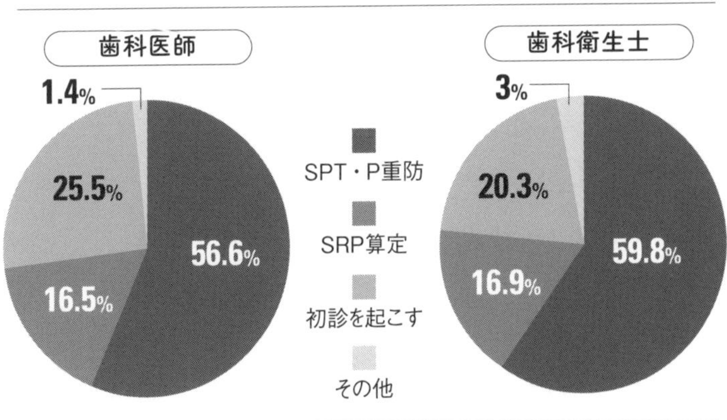

対象者：歯科医師648人、歯科衛生士557人（2023.1調査）

「歯周治療に関する実態調査」2023年 WHITE CROSS 株式会社&株式会社ハーモニー

Q4

予防（定期健診）では SPTやP重防で 保険請求 していますか？

「はい」が大前提です。

予防歯科がグレーゾーンだったのは遥か昔

これは前述の歯周治療の流れと同じ問題です。そもそもＳＰＴやＰ重防ではないものを予防と呼ぶのは違法の可能性が高い。

なぜ違法かというと、これは大事なポイントですが、27ページの図の一番下の「ＳＰＴ・Ｐ重防」では、ＳＰＴという項目もしくはＰ重防という項目で保険点数を算定します。そうしていない歯科医院はどうしているかといったら、スケーリングやＳＲＰという治療行為で患者さんを通わせ続けていることになります。これはルール違反の可能性が高い。

どんな治療にも、基本的に終わりがあります。例えば、風邪を引いて内科を受診したとします。１年経っても２年経っても治らないというのはありえません。意図的に終わりがない治療をやり続けるというのは「傾向診療」と呼ばれますが、これは**医療の世界では絶対にやってはいけない違法行為**です。わかりやすくいうと、すでに治っているのに、患者さんをだまして永遠に通院させる行為は決してやってはいけないのです。

予防歯科はグレーゾーンだと本気で考えている歯科医師がいますが、「予防を保険診療でやるのはどうなの？」と疑問視されていたのは遥か昔の話です。かつてはＳＰＴやＰ重防というのがありませんでした。だから、永遠に予防で来させるという行為が傾向診療に該当するのではないかと議論されていました。というのも、予防には基本的に終わりがないからです。

今は、**歯周病の一連の流れに沿って治療すれば、予防歯科へと移行できます。**ルールにのっとった予防歯科と、ルールにのっとっていない予防歯科を混同している歯科医師が少なからず存在しているのです。

今はＳＰＴやＰ重防は終わりなく永続的に来てもらうことができる保険診療です。傾向診療には当たりません。

2022年に政府が「国民皆歯科健診」を検討するという方針を掲げましたが、これもこの流れの動きでしょう。

子どもにP重防は使える

子どもの場合も同じような治療の流れがあります。

ただ、子どもの場合は同じように保険診療で定期的に来院を促すメニューというのが実はありません。治療と予防の間のぎりぎりゾーンの作業をやったら予防としてカウントするというのが一般的な解釈です。

ただ、Ｐ重防は子どもにも適用できます。しん治歯科医院では永久歯が10本以上あったら適用しています。

歯科医療の技術ももちろん大事ですが、**保険医として登録している以上、保険制度について把握することも大事**です。歯周治療の流れについて、もっと深刻に考えたほうがいいと思います。経営改革の前段階で、まずはここを把握しておきましょう。

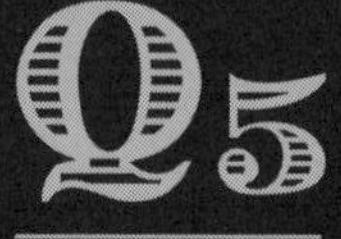

「P処」の定義は何ですか？

「ペリオ（歯周病）処置」を略したもので、歯周病に対する“全般”処置のことです。

「P処です」だけでは、どのステータスかわからない

「Ｐ処」とは、歯周治療全般のことです。Ｐ処には、スケーリングやＳＲＰ、再ＳＲＰ、そして歯周検査など多岐にわたる作業内容があります。

歯科医院によっては、「Ｐ処で今日、患者さん５人来ています」といったように、スケーリングもＳＲＰもＰ処にひとまとめにしているケースがあるようです。しかし、それではその５人の患者さんがどのステータスか把握できません。

「スケーリングの患者さんが３人、ＳＲＰの患者さんが２人、3回目の精密検査の患者さんが5人です」

といったように、患者さんのステータスを明確にしたほうがいいと思います。そうすれば、患者さんの状況をより正確に把握でき、これを患者さんと共有することで**安心感と理解を促し「P処中のドロップアウト」を防げます。**

Q6

予防歯科（定期健診）にかける時間は何分ですか？

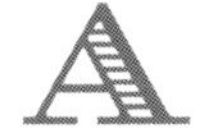

大人は60分が理想です。

30分設定に潜む3つの落とし穴

予防歯科は、1人の患者さんに対して30分でやっている歯科医院と60分でやっている歯科医院があるようです。どちらかといえば、30分でやっている歯科医院のほうが多いのではないでしょうか。

というのも、多くの院長先生は短時間でこなしたほうが効率が良く、利益率が高いと考えているからです。30分でも60分でも保険点数は同じ。それなら、60分で1人より2人の患者さんに対応したほうが売上が2倍になると考えるわけです。単純計算なら、確かにそうなります。

しかし、ここに落とし穴があります。それは次の3つです。

1つ目は、予防歯科の内容は60分かけないとこなし切れないということ。

SPTを始めるまでに必要な要件について述べてきましたが、SPTを保険請求するとき、1回の処置の中で「これをやらなければいけない」という項目があります。それを全部こなそうと思ったら、普通にやれば30分ではできません。

特にSPTとあわせて精密検査も算定をしていて、これを30分でやっている場合、保険診療の必要条件を満たしていない可能性が高いのです。

ポイントは国は60分でやるように定義はしていないことにあります。だから多くの歯科医院が30分でも問題無いかと考えてしまっています。

2つ目は、30分では患者さんの満足度が明らかに低いこと。

患者さんに説明したり、資料を渡したり更に準備や後片付けなど前後作業の時間を加味すると、診療枠を30分で設定していたとしても健診自体の時間は正味15分くらいになってしまいます。仕事のスケジュールを調整して、予約を取って、わざわざやって来た患者さんからすると、「たった15分しかやってくれなかった」と受け止めることでしょう。逆に、60分であれば、「とても丁寧にやってくれた」と満足度が高くなります。

3つ目は、30分に設定したところで、予約がすべて埋まるわけではないという現実。

仮に診察時間が１日８時間だとして、30分なら歯科衛生士１人で１日16人の患者さんに対応できる計算です。60分にすると、その半分の１日８人です。

しかし、実際に予約がすべて埋まっていますか？　たとえ

１日16人の予約が埋まったとしても、患者さんの満足度が低ければ次回の３カ月後の健診に来てくれなくなるでしょう。きっと、次回は半分の８人も来院しないはずです。そうなると、新たに８人の新患を確保しなければスケジュールは埋まりません。地域での評判も下がっていってしまいます。

するとと、せっかく収益が高くなると見込んで30分に設定しても、中長期的にみると予約が埋まらなくなってしまうのです。

こうしたことを考えると、定期健診を30分に設定するメリットよりもリスクの方が高まります。

ただし、**子どもの定期健診は30分でこなせます。大人は60分が基本と覚えておいてください。**

Q7

定期健診のリピート率はどれくらいを目指すべきですか？

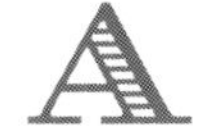

最低90%です。

患者さんに失礼な「リコール」という言葉

「リピート率」という言葉をあまり目にしたことがないかもしれません。歯科業界では、なぜか「リコール」という単語が広く使われているからです。しかし、私はリコールという言葉を使いません。その理由は２つあります。

１つは、一般の人たちは、リコールという言葉にネガティブな印象を受けるからです。代表例が自動車や電気製品のリコールです。一般の人たちからすると、リコールは不良品を回収するときに目にする言葉です。医療機関からリコールのはがきが送られて来るということは、**一般の人たちからすると「医療ミスをしたのでもう一度来てください」と言われているのに等しい**のです。

私たちが追い求めるべきは、不良品回収の案件ではありません。まるで逆です。**優良顧客にずっと来てもらえる状態**です。優良顧客に「あなたは不良品なので回収します」というはがきを送ること自体、本当に失礼です。

私が歯科業界に入ったとき、不良品を返品するときに使うリコールという言葉を日常的に使っていることに強烈な違和感を覚えました。だから私は使いません。

もう１つは、そもそも言葉の使い方が変だからです。

私たちが日常生活を送っているとき、**「俺、あそこのラーメン屋のリピーターなんだよね」とは言っても、「俺、あそこのラーメン屋のリコーラーなんだよね」とは絶対に言いません。**そんな日本語表現はないでしょう。これは通うかどうかの判断、決定権がユーザ側にある意味でもあります。リコールという言葉のイメージが悪いだけでなく、使い方もおかしいのです。

そもそも、「患者さんにリピートしていただく」という気持ちがあれば、リコールなどという言葉は決して使わないはずです。誰かがリコールという言葉を使ったのが歯科業界内に浸透してしまったのでしょう。

ちなみに、しん治歯科医院では、無断キャンセル者にリコールで次回予約を促す電話は一切かけません。定期健診で来院された日に、その場で次回の予約を取ってもらいます。それで次回、来院するかどうかをリピート率と定義しています。

ラーメン店のリピーターは、店主に「また来てください」なんて言われなくても、繰り返し通います。もちろん、その店の味を気に入っているということもありますが、リピートを続けると「週１回は行かないと気持ち悪い」という状態になるのです。

歯科医院も予防であれば実はこれに近い状態を実現できます。歯科医院側が「来てください」と働きかけなくても、勝手に予約を入れて、来てくれるようになるのです。ということは、**処置が終わったその場で「次はいつにしますか？」とうかがって次回の枠を確保しないことのほうが、リピーターに対して失礼**です。

予防歯科に力を入れるなら、目指すはリピート率95％

リコール率という言葉は歯科業界でよく使われますが、その定義は歯科医院によって異なるようです。

よくあるリコール率の定義は、次のようなものです。患者さんが定期健診に来たとします。その場で予約を取ってもらわずに、３カ月後くらいに歯科医院側からはがきを送ったり、電話をかけたりして、その反応があった割合をリコール率と呼んでいるのです。

一方で、私が定義する**リピート率は「今日予約してくれた患者さんが次回ちゃんとくるかどうか？」で計算**します。

しん治歯科医院のリピート率は、2022年時点で99.2％です。ほぼ100％といっていいでしょう。

歯科業界では、リピート率は70％くらいが平均的、80％

台の半ばくらいならいいほうです。これはつまり、20%くらいは離脱するということ。しん治歯科医院はほぼ離脱しません。来なくなるのは引っ越した方か亡くなった方くらいです。

リピート率は、最低でも90%を達成すべきです。予防歯科だけで患者さんを増やしたいのなら、95%は必要です。

実際に、**デンタルフィットネスを導入している歯科医院のリピート率は95%は超えています。**ここ１～２年でデンタルフィットネスを導入した歯科医院もすでにほとんどが90%を超えています。リピート率95%以上は決して非現実的な数字ではありません。

患者さん自身の「習慣化」という魔法

医院全体のリピート率は、急には上がりません。徐々に上がっていきます。患者さんのセルフケアが習慣化されていくと、リピート率が上がっていきます。習慣化とは、例えばお気に入りのシャンプーを使い続けるというものです。一度習慣化されると、意識せずに同じものを買い続けます。先ほどの「週１回、行きつけのラーメン店」というのも習慣化です。

患者さんが予防歯科に通う理由を私たち歯科医院側が決めつけないことがポイントです。「衛生士さんのブラッシングが気持ちいいから」「子どものころから通っているから」「３カ月に１回は行かないとスッキリしないから」など、患者さんがしん治歯科医院に通い続ける理由は人それぞれです。「リピート率が99.2％もあってすごいですね」と言われることがありますが、私たちは何もすごくありません。**すごいのは自ら健康づくりを習慣化した患者さんたちです。**

しん治歯科医院はかつて母親教室を開いたり、母親にお子さんの定期健診をおすすめしたりしたことがあります。しかし、それでは必ずしも習慣化に結びつきませんでした。押し付けようとすればするほど、患者さんが離れていったのです。来院させることを目的にする限界を思い知らされました。

そこで、患者さんのセルフケアの習慣化を促し、サポートすることに舵を切ったのです。すると、リコール電話を一切かけなくても、患者さんが自主的に定期健診に来てくれるようになりました。

ただし、習慣化されるまでには時間がかかります。なぜ、長年にわたってデンタルフィットネスを実践している歯科医院のリピート率が高いかというと、同じ仕組みをずっと継続しているからです。歯科医院側のメニューが複雑だったり、コロコロ変わっていたりすると、患者さんは続けることに疲れてしまって通わなくなります。**習慣化する秘訣として、ずっと変わらず同じサービスを受けられることが意外と大事**なのかもしれません。

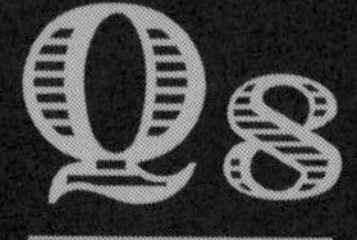

来院しなくなった患者さんに電話をかけたほうがいいですか？

いいえ、必要ありません。

大切なのは、患者さんの「質」

「うちはチェアが２台しかないから……」

そんなふうにこぼす院長先生がいます。しかし、チェアが２台だろうが10台だろうが、その台数のキャパシティー以上の患者さんを診られないのは同じです。

来院するのがすべて予防の患者さんだと仮定すれば、チェア２台なら「１日８人×２台＝１日16人」しか診られません。20営業日に換算すると、月320人です。月320人以上は絶対に診られないのです。チェアが10台なら、それが10倍の3200人になるだけのことです。

チェアの台数によって、診られる患者さんの上限は決まります。そうなると、大切なのは**「どんな患者さんで予約を埋めるか？」**です。

いかに、質の高い患者さんで予約表を埋め尽くすか。

そのためには、来なくなった患者さんに対してこちらから連絡しなければいいのです。わざわざ来たくないと言っている人を無理やり来させる必要はありません。来なくなって空いた枠を、自院を信じて頼ってくれる患者さんに提供したほうがいいのです。

自ら習慣化する患者さんたちに来てもらうのです。こちらから来させるのではありません。

リコール電話をかけて無理やり来院させようとしなければ、自然と質の高い患者さんが増えていきます。

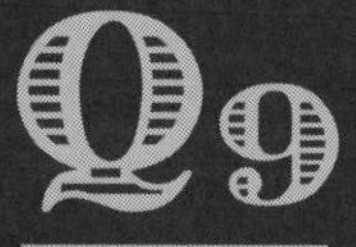

「かかりつけ歯科医機能強化型歯科診療所（か強診）」の認定を受けるメリットは何ですか？

SPT保険点数が1.5倍くらいに。

か強診は取ったほうがいい

「かかりつけ歯科医機能強化型歯科診療所（か強診）」は、2016年の診療報酬改定の際に新設されました。か強診に認定されると、予防歯科の保険診療の適用拡大が認められます。

か強診の施設基準には「過去１年間に歯周病安定期治療（Ⅰ）又は歯周病安定期治療(Ⅱ)をあわせて30回以上算定していること」などがあります。こうした施設基準をクリアしていると、か強診の認定を受けられます。ところが、**か強診に認定されている歯科医院は、全体のわずか10％程度**です。約９割の歯科医院はか強診の認定を受けていません。

か強診の認定を受けるメリットは、ＳＰＴ定期健診や予防に関する保険点数が1.5倍くらいになること。ただし、か強診に認定されていなくても保険診療での予防歯科は可能です。先ほどの国が定めた流れの通りにやっていれば大丈夫です。

か強診の施設基準をクリアするためには、訪問歯科をやっていなければなりません。これは少しハードルが高いかもしれません。それでも、私はか強診の認定を受けたほうがいいと考えています。

Q10

チェアの稼働率はどれくらいを目指せばいいですか?

予防用は85 ~ 90%、治療用は75 ~ 80%を目指しましょう。

チェア稼働率から見える経営の次の一手

予防用と治療用では、チェアの稼働率が異なります。

予約の患者さんで回していく**予防用チェアは稼働率が高くなるので、90%くらいで運用するのが理想的**です。実際には、最大でも88〜89%でしょう。どうしても予約変更やキャンセルが出てしまうからです。

ちなみに、リピート率を計算するとき、日程変更した患者さんは計算に加えません。というのも、その患者さんがまたどこかの未来で予約して来院するからです。野球に例えると、フォアボールは分母の打数に含めないみたいなものです。

一方、**治療用チェアの稼働率は75〜80%が目標**です。

ドクター1人が1台で診ている場合はもう少し稼働率を上げられますが、1人1台以上診るケースが多い。そうすると、稼働率はどうしても少し落ちてしまいます。

チェアの稼働率は、高い歯科医院と低い歯科医院で二極化していると思います。「予防用は85～90％、治療用は75～80％」という数字を上回っているケースもあれば、逆に40％を切っているような歯科医院も少なくありません。

ただ、チェアの稼働率が高ければいいというわけではありません。**稼働率が高すぎると、どうしても院長先生が疲れてしまう**のです。

院長先生が疲れ果ててしまう前に、次の策を練るべきです。予防用のチェア稼働率が90％近くなったときが、次の対策を練るタイミング。具体的には、チェアを増やしたり、それに伴って増やしたりといった手立てを検討しましょう。

もし、チェアの稼働率を出していないなら、算出してみてください。ここから経営状況が浮き彫りになるだけでなく、次の一手を探る大きな材料になります。

Q11

予防歯科の歯科衛生士の人数はどれくらいが適正ですか？

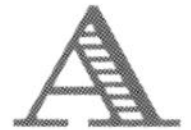

予防なら「チェアの台数プラス1人」が適正です。

年5日の有休取得が義務

チェアの台数プラス１人というのは、歯科医院の規模とは関係ありません。チェアが１台でも10台でも、**歯科衛生士がチェアの台数分しかいないと、休みを取らせることができません。**

働き方改革法の成立に伴って、2019年4月1日以降、法人は従業員に対して年５日の年次有給休暇を取得させることが義務化されました。あなたの歯科医院では、歯科衛生士が年５日間、有給休暇を取っていますか？　もし、取っていなければ、明らかに違法です。**違反した場合、「労働者１人あたり30万円以下の罰金」という罰則規定**があります。

先ほどの歯周治療の流れがわかっていなくても、まだ歯科業界特有のルールということで大目に見てもらえるかもしれません。しかし、働き方改革はすべての事業者が対象です。「知りませんでした」では通用しません。

ところが、院長先生は人件費を削ることばかりに意識が向いてしまいがち。歯科衛生士をチェアの台数分しか雇わない歯科医院がけっこうあります。歯科衛生士がチェアの台数分しかいないのに、どうやって有給休暇を取らせるのでしょうか？　有給休暇を取らせない前提で運営しているとしか考えられません。

歯科衛生士を１人増やすとなると、人件費がかさんで経営が圧迫されると思う院長先生もいるでしょう。そんなことはありません。

もし、**人件費率を算出してみて、歯科衛生士をチェアの台数プラス１人雇えないなら、その原因を探るべき**です。そこから経営課題が見えてくるはずです。

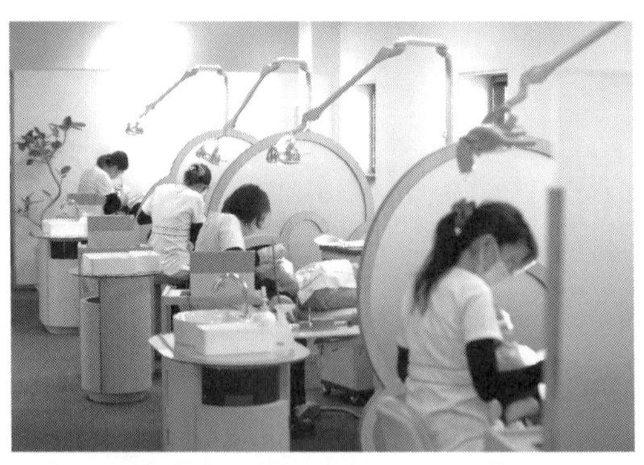

後述しますが歯科衛生士は医院の稼ぎ頭。理屈が腹に落ちると足を向けて寝られません。

CHAPTER

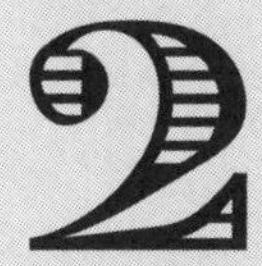

［人編］

スタッフのパフォーマンス向上法がわかる！

採用戦略

Q12

月給が20万円と24万円の求人があれば、求職者はどちらをクリックしますか？

当然、24万円です。

若者は「賞与」の意味を知らない!?

月給が高い求人のほうが求職者が集まるというのは、当たり前のことです。ところが、この当たり前の裏に意外な盲点があるのです。

それは「賞与」の存在です。

ハローワークにしろ、民間の転職ナビサイトにしろ、求人情報には必ず賃金が記されています。ハローワークの表記なら「賃金（手当等を含む）」。「手当等を含む」とは、必ず支払われる手当を含んだ額のこと。正社員募集なら月給制が大半で、それに必ず支払われる手当を加えた額を掲載しているのです。

多くの求職者は、この月給に着目します。

しかし、歯科衛生士が手にするのは月給だけではありません。多くの歯科医院では年２回の賞与も支給しています。ところが、求人一覧では賞与がどれくらいかわかりません。

例えば、ハローワークのウェブサイトで「歯科衛生士」というキーワードで検索してみましょう。北海道のM歯科が賃金20万～30万円と出ています。しかし、どこにも賞与の情報がありません。もっと下のほうにスクロールして別の歯科医院の求人を見ても、ボーナスの情報がありません。

次に、ヒットした一覧から特定の歯科医院をクリックして求人票を表示させます。すると、「賞与あり　年２回　計2.00ヶ月分」という記載があります。

つまり、求人情報の一覧からは、賞与を含めた給料がわからないのです。

さらに、私は若い歯科衛生士と話していて、恐るべきことに気づきました。それは、**「賞与」という言葉の意味を知らない若い人たちが多い**ということ。「賞与あり　年２回　2.00ヶ月分」と書かれていても、若い人たちの多くは何のことかわからないのです。とりわけ新卒の人たちの多くは賞与という単語を知りません。「ボーナス」と言われればわかるかもしれませんが、賞与という言葉に馴染みがないのです。

賞与という言葉からボーナスを連想できる人なら、月給20万円で賞与が2.00カ月分なら、「ボーナスが年40万円くらい出るんだろうな」とすぐに頭に浮かびます。ところが、この計算ができない若者が多いのが現実です。

もっと言うと、スタッフの業績を綿密に評価したうえで金額を算出しているのなら、賞与を出す意味があると思います。

ところが、ほとんどの歯科医院は面倒臭くてそんなことはやっていません。

例えば、月給22万円のスタッフなら、２カ月分で年44万円の賞与にしよう、という感じで決めています。

賞与を廃止して、月給に含める

賞与と記載しても求職者に伝わらず、評価もせず渡しているなら、**月給に含めてはじめから渡してしまえばいいのではないか。**私はそう考えて、賞与を廃止してみました。賞与の分を月々の給与に上乗せすることにしたのです。そうすれば、月給が高く見えるという副次的効果も期待できます。

例えば、月給20万円で賞与年2.40カ月分なら、賞与は年48万円。この48万円を12カ月で割ると、１カ月４万円。この４万円を月々の給与に上乗せすれば、月給24万円です。月給20万円の求人と月給24万円の求人なら、求職者はどちらをクリックするでしょうか？　私も転職を経験していますが、求人広告を見たとき、月給しか気にしていませんでした。ボーナスを度外視して、月給が高い求人に魅力を感じたのです。月給24万円にしたほうが、求人では圧倒的に有利です。

こうすることによって追加でコストをかけずに競争力のある求人情報をつくることができます。１年間で払う人件費は基本的に変わりません。**２回で払うか、12回に分けて払うかの違いだけ**です。

それなら最初からボーナス分を月給に含めてしまったほうが、採用で有利になるのです。実際に、賞与をやめて月給に上乗せするようにしたら、明らかに応募者の数も質も上がりました。

ただ、賞与を廃止すると、スタッフから「うちって、ボーナスがないの？」と不満を言われてしまいます。

そこで、決算賞与を年１回、支給するわけです。

決算賞与とは、法人の業績に応じて支給する賞与のこと。**決算賞与は、利益に連動させて支給します。利益が出なかったら出す必要はありません。**賞与は本来、こちらの考え方が自然です。

採用戦略

Q13

退職金のコストを抑えるために、基本給を低くしたほうがいいですか？

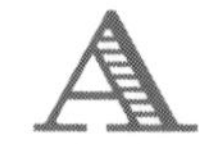

いいえ。優秀な人材を採用するほうが優先事項です。

「退職金のコストを抑えろ」の罠

しん治歯科医院はかつて「退職金のコストを抑える」という目的で基本給を低く設定していました。社会保険労務士にそうアドバイスされたからです。退職金は、基本給を基準にして算出するため、**基本給が高いと退職金も高くなる**のです。

基本給を低く抑える一方で、手当や賞与を手厚くして辻褄を合わせていました。例えば、基本給15万円＋歯科衛生士手当5万円で月給20万円、といった設定です。

そうすると、求人情報の一覧を見たときに、明らかに賃金が低く見えるわけです。

しん治歯科医院は、求人を出してもなかなか応募者が集まらないことに頭を悩ませている時期がありました。患者さんがたくさん来ている歯科医院として地元では知られていましたが、求職者の目には、求人情報に記載された基本給が繁盛ぶりとは不釣り合いなほどに安く映っていたのです。「あそこは患者さんがたくさん来ているのに、給料が安いらしいぞ」と、まるでブラック企業のように見られていたことに、私たちは気づいていませんでした。

基本給を上げると、確かに退職金の支給額は増えます。

しかし、20年、30年働いてくれて、その差額はたかだか10万円や20万円です。たとえ退職金を20万円余計に払うことになるとしても、優秀な人材が来てくれてずっと働いてくれるのならば、そのほうがいいでしょう。

20万円なんて、求人広告を出せば一発で吹き飛ぶ額です。それなら、優秀な人材を１回の求人広告掲載で採用して、20年、30年と活躍してくれるならば、退職金で20万円余計に出費があったとしても、元が取れるどころかおつりが来ます。

- **丼勘定のボーナスはなくして、**
  業績に伴って支給する決算賞与１本にする
- **ボーナスを廃止した分は月給に分割して上乗せする**
- **手当などを厚くせずに基本給をしっかりと厚くする**

私はこれまでさまざまな企業を経営してきましたが、こうしたことは、歯科医院に限りません。中小企業に共通して採用を有利にする方策だと思います。

Q14

「歯科衛生士」を
募集するとき、
職種名は
「歯科衛生士」としか
書けない。○か×で
答えてください。

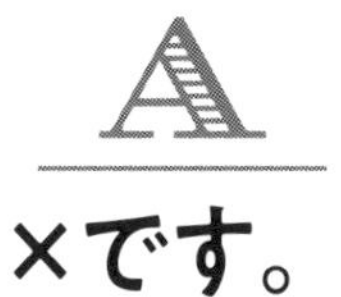

×です。

求人情報の職種名を工夫する

求人情報には、大抵一番上に「職種名」が書いてあります。例えば、営業や事務、歯科衛生士といったものです。

試しにハローワークで「営業」を検索してみましょう。「反響営業」「ルート営業」「販売管理システムのセールスエンジニア」「営業（市場調査）」などと記されています。単に営業と記載するのではなく、実にバラエティーに富んだ修飾語を付けています。

次に「歯科衛生士」で検索してみましょう。見事なまでに「歯科衛生士」としか書かれていません。差があったとしても、せいぜい「歯科衛生士（正社員）」というくらいです。

歯科業界の９割以上の人は求人情報の職種名には「歯科衛生士」とだけ書くものだと思い込んでいます。だから、「歯科衛生士」としか記載していない求人情報ばかりなのです。

しかし実際には、職種名には説明を追加してもいいのです。

それではなぜ、営業職を募集している企業は「営業」とだけ表記せず、いろんな言葉で飾り付けているのでしょうか？

答えは簡単。求職者に興味を持ってもらうためです。他社よりも少しでも魅力的な求人にするためです。

この人手不足の時代、人の採り合いです。少子高齢化によって、若手を採用するのが年々難しくなっています。企業の経営者や採用担当者は、他社よりも少しでも興味を持ってもらって、エントリーにつなげたいと必死なのです。「飛び込みなし」「100％反響」「ノルマなし」「ルート営業」などという言葉は「新規開拓のキツイ営業ではないですよ」ということをアピールしているわけです。「市場調査」「マーケティング」は人気のキーワードです。「残業なし」をアピールしている求人もあります。あの手この手で応募者を集めようとしています。

ひるがえって、歯科衛生士の募集はどうでしょうか？　**単に「歯科衛生士」とだけ書いて、他と比べてプラスアルファの魅力が求職者に伝わるでしょうか？**　これは深刻な状況だと思います。

歯科衛生士とひと口に言っても、いろんな職場や働き方があります。「ホワイトニング担当」でもいいでしょう。「予防歯科担当」でもかまいません。「〇〇駅前」と交通アクセスの良さをアピールしてもいいと思います。

というと、「予防歯科担当といっても、治療を担当してもらうこともあるから……」と危惧する院長先生がいるでしょう。ルート営業の仕事でも、ルート以外の顧客にアプローチすることがあります。反響営業といっても、時にはプッシュ型でテレアポすることもあるでしょう。それは枝葉末節にすぎません。「話が違う」と言われるのがどうしても心配なら、仕事内容に「予防歯科が中心ですが、治療のサポートにも携わってもらいます」と書いておけばいいだけの話です。あるいは、面接で説明すればいいのです。ちなみに具体的には**「歯科衛生士（予防歯科担当）」「歯科衛生士（〇〇駅前勤務）」**とすると良いです。

時間があるとき、ぜひ、求人広告を検索して他業界の状況を見てみてください。**ハローワークですら職種名が工夫されていますが、民間の転職ナビサイトに掲載されている職種名はさらに「何でもアリ状態」**です。職種名をひと工夫するためのヒントがインターネットにたくさん転がっています。

採用戦略

Q15

歯科衛生士の募集で求人広告に掲載する写真は何がいいですか？

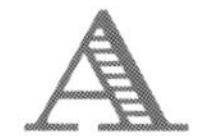

歯科衛生士の仕事風景です。

無人のエントランスや集合写真の優先度は低い

歯科衛生士の求人広告を眺めていると、もう１つ気になることがあります。**それは写真です。**

よくあるのが、歯科医院の入り口を写しているパターン。無人のエントランスの写真で何をアピールしようとしているのでしょうか？　実は、求人媒体の営業や制作の担当者にとって、クライアントが写真撮影に非協力的なときの苦肉の策がエントランスの写真です。人を撮れないので、写真の枠を埋めるために仕方なく無人のエントランスを撮っているのです。

集合写真も定番です。院長先生とスタッフ５～６人が前後２列に並んで写るというのがよくあるパターン。どんな人たちが働いているのかが伝わるので無人のエントランスよりずっとましです。ただ、誰が歯科衛生士で誰が歯科助手で誰が受付かわかりません。**これでは歯科衛生士は自分の仕事をイメージできません。**

特に重要なのは一番目立つ場所に掲載される写真。無人のエントランスや集合写真は避けるべきだと私は思います。

私が正解だと思うのは、**歯科衛生士の仕事風景**です。なぜなら、自分がそこで働いているシーンを自己投影できれば、エントリーしてみたいと思うからです。自分がどんな診療室で、どのように働くのかまったくわからなければ、興味が湧きませんし、不安になります。

例えば、**歯科衛生士と話している患者さんが喜んでいるシーンの写真は効果的**です。これを見れば、「やりがいのある仕事ができそう」という印象を与えられます。

院長先生の考えより、応募者の気持ちを優先する

すべてに共通して言えるのは、院長先生の気持ちではなくて、**求人に応募してくる人の気持ちや思考を優先すること。**応募者は何に不安を抱いているのか、何を知りたいのか、にまず向き合うべきです。

求人媒体の営業マンが「院長先生！　ぜひ写真に写ってください！」「トップは院長先生のポートレートで！」と言うかもしれません。それは営業トークというものです。本当に自分のビジュアルに応募を促す効果があるのか冷静に考えてみてください。

応募者の気持ちを理解するためには、まずは既存のスタッ

フの気持ちを理解することです。すべては相手ありきです。

院長先生の「俺はこう思う」「これは俺の考え」という細かいこだわりは、残念ながら求人においてあまり意味がありません。それでうまくいっているのなら、そのままでいいでしょう。もし、うまくいっていないのなら、応募者の意識や感情に向き合うべきです。あくまでも顧客目線を持つべきなのです。

採用戦略

Q16

院長先生が考える「いい人」とスタッフが考える「いい人」は同じですか?

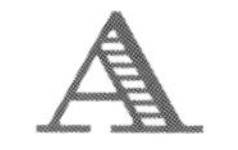

いいえ、違います。

スタッフにとって「いい人」を採る

「いい人」……採用にあたって、よくこの言葉が出てきます。「いい人を採りたい」「優秀な人を採りたい」「使える人を採りたい」というのは、歯科業界に限らず、中小企業の社長がよく口にする言葉です。

それでは、いい人とはどのような人でしょうか？　院長先生にとっては、自分が信頼できる人がいい人でしょう。この観点は大切ですが、それだけで判断するのは危険です。

むしろ重要なのは、**スタッフや患者さんから見て「いい人」かどうか。**今のスタッフたちが患者さんから信頼されているのであれば、スタッフたちがいいと思う人なら患者さんからも好かれる可能性が高い。

歯科医院は、歯科衛生士や歯科助手、受付ら女性を雇うケースが多い。院長先生も事務長も男性の場合、彼らにとってのいい人材と、現場の女性スタッフにとってのいい人材の乖離がなおさら大きくなるでしょう。

院長先生にとってのいい人ではなく、一緒に働くスタッフにとっていい人を採用すべきだと思います。

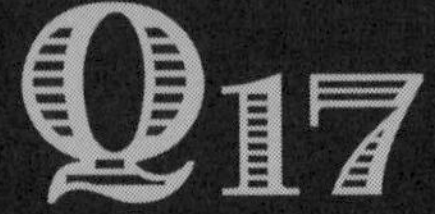

採用を
スタッフに任せる
メリットを2つ
挙げてください。

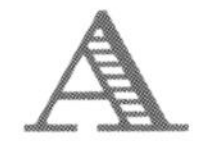

“スタッフと合う人を採用できること”と、“スタッフのモチベーションが上がる”ことです。

採用面接は、最後の最後までスタッフ任せ

スタッフたちにとっていい人を採用するにはどうすればいいのか？

スタッフに応募者の選考を任せればいいのです。

しん治歯科医院の場合、採用の際、いきなり面接はしません。その前に、**応募者には院内を見学してもらいます。**「履歴書を持って来なくていいので、１回見に来てください」と、気軽に見学に来てもらうのです。この見学のときの対応もすべてスタッフに任せています。**応募者とスタッフたちがお互いに合うかどうか、マッチングを図るのが狙い**です。

しん治歯科医院では、スタッフを採用するとき、院長や事務長の私はほとんどタッチしません。私は一応、履歴書は見ます。最終的に「どうしますか？」と聞かれたら、アドバイスはしますが、**基本的には現場に任せて口出ししません。**この目的は先にもお伝えした私たち経営層が判断する「いい

人」と現場スタッフが判断する「いい人」の基準が異なるからです。

この前提となるのが、**院長先生や事務長がスタッフを信頼しているということ。**そもそも信頼している人を雇っているから採用も任せられるのです。

もし、あなたがスタッフだとして、採用を任されたらどう感じるでしょうか？

きっと、信頼されていると思って、モチベーションが高まるはずです。**採用をスタッフに任せるのは、いい人を採用できるだけでなく、既存のスタッフのモチベーションアップにもつながる**のです。

採用戦略

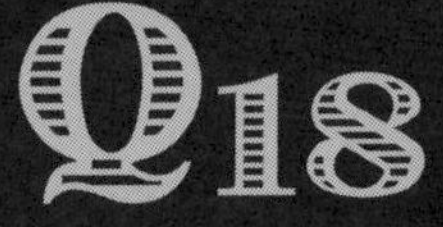

就業規則は
従業員が
何名になれば
つくるべきでしょうか？

10人以上です。

ネットで拾ってきた就業規則はNG

就業規則とは、雇用主と従業員の間の雇用に関するルールを定めたものです。**常時10人以上の従業員を使用する使用者は、労働基準法第89条の規定によって、就業規則を作成し、所轄の労働基準監督署長に届け出なければならないとされています。**

この法律に基づいて、スタッフが10人以上になった歯科医院は就業規則をつくっているはずです。しかし、インターネットで拾ってきたものをほぼそのまま流用していたり、10年前につくったものをそのままにしていたりしませんか？

歯科医院の就業規則づくりは、実は簡単ではありません。というのも、**歯科医院は女性スタッフが多く、勤務時間や、育休・産休ルールなどかなり細かい部分まで踏み込んだ制度設計が必要**になります。一般企業と比べて、パート的な働き方や時短など、勤務形態のバリエーションがとにかく多い。どこまでつくり込むかによりますが、相当細かいところまで配慮しなければなりません。

例えば、正社員として1日8時間勤務の歯科医院があるとします。

子どもが産まれたスタッフが「保育園に子どもを迎えに行くために、30分だけ早く帰りたい」と希望したとします。その場合、正社員は一度退職をさせ、パート勤務に切り替えるケースがあるでしょう。正社員だったスタッフはパートになりたくないから辞めて他の歯科医院に転職してしまうケースも少なくありません。

しかし、**「7.5時間勤務の正職員」という制度をつくれば、正社員のまま仕事を続けられスタッフの流出を防ぐことができます。**歯科医院の就業規則づくりには、こうした細やかさが求められるのです。

労働時間は「1日8時間、週40時間」が基本ですが、実は、しん治歯科医院は週40時間労働ではありません。1日8.5時間、週45時間労働です。変形労働時間制を採用しているからです。**変形労働時間制では、週単位ではなく、月単位や年単位で労働時間を管理**します。変形労働時間制にしているのは、女性のライフスタイルに合わせるための手立てです。

現状に対応させるだけでも複雑なのに、そこにさらにスタッフの働き方を考えて特典的なものをプラスしようとすると、なおさら複雑です。

歯科医院に合った就業規則をつくるためには、**ネットにアップされているもののコピペどころか、社労士に依頼しても簡単にはできません。**何度も打ち合わせを重ねてつくり込んでいかなければならないのです。

徹底的に手をかけて、なおかつ毎年アップデートしていくべきです。

それくらい綿密につくり込まないと、せっかく入職したスタッフが「思っていたのと違った」と言って辞めていく可能性が高まります。スタッフの意向をどこまで吸い上げるかといった課題はありますが、やはりきちんと向きあい、本当の意味で働きやすい環境を構築するとともに、ルールとして定めておくことが大切です。

就業規則づくりはケチらない

社労士に就業規則の作成を依頼すると、安くて20〜30万円でしょう。高ければ100万円くらいかかるケースもあります。しかし、これは**必要なコスト**です。

実は、しん治歯科医院もかつては適当に就業規則をつくっていました。私が事務長になったとき、就業規則の見直しに着手したのです。地元の知人に紹介してもらい、４〜５人の社労士と契約をしました。ところが、歯科医院の経営を理解している社労士がいませんでした。その社労士たちは一般企業の就業規則ならつくれるでしょう。しかし、歯科医院という特殊な分野には対応できないようでした。なので、ひとりと契約しては直ぐに解消して次を探す……ということをずっと繰り返していました。今から思えば、ケチらずに最初から料金の高い社労士に依頼すればよかったと思います。

従業員満足度（ＥＳ）の向上やその後の手直しの手間などを勘案すれば、就業規則は、きちんとコストをかけてつくるべきです。

Q19

ブランディングとマーケティングの違いは何ですか?

ブランディングは「好きになってもらうこと」、マーケティングは「知ってもらうこと、使ってもらうこと」です。

ブランディングは考え方、マーケティングは仕組み

「何を言うかより、誰が言うかのほうが大事」

これは、よく言われていることです。たとえ同じ内容でも、誰から聞いたかによって人は受け取り方が異なります。例えば、自分が信頼している上司に言われたことはスッと頭に入りますが、嫌いな上司に同じことを言われても聞く耳を持たないでしょう。

これは消費活動でも同じです。

自分が好きなブランドのものは買いたいと思いますが、自分が嫌いなブランドがいくら新商品を宣伝しても興味を持ちません。

これをひも解くと、ブランディングに行き着きます。

ブランディングが大切なことは、誰もが何となくわかって

います。ブランディングが大事！　と広告を打ったりSNSを更新したりしています。しかしそういった施策はマーケティングしかやっていないケースがほとんどです。

ブランディングとマーケティングは何が違うのでしょうか？

ブランディングは「顧客にとっての企業の価値やイメージを高めること」「ブランドアイデンティティとブランドイメージを一致させる活動のこと」などと説明されています。私は**単純に「好きになってもらうこと」**と解釈したらわかりやすいと思っています。

一方、マーケティングは「商品を売るための仕組みをつくること」。市場調査から広告、販促、営業まですべてマーケティング活動に含まれます。マーケティングを**「知ってもらうこと」「使ってもらうこと」**と言い換えればわかりやすいでしょう。

ブランディングは「考え方」、マーケティングは「仕組み」です。ブランディング戦略のもと、マーケティング施策として求人票を書くときのテクニックや給料の見せ方があるわけです。

多くの院長先生がブランディングとマーケティングを混同

しているので、まずはきちんと整理してみてください。多くの院長先生がブランディングだと思っていることの大半はマーケティングというのが私の実感です。

大切なのは院長先生の「想い」

ある歯科医院を訪れたときのこと。その院長先生は「うちはインプラントしかやってきていません」と断言していました。今はそうではありませんが、かつてはそういうブランディングを徹底していたのです。院長先生は「地域住民から『あそこに行ったらインプラントを打たれるから、行きたくない』と言われている」と、自虐的に話していました。もちろんそんなことはないのですが、インプラント外来としてはブランディングが大成功していたわけです。

考え方である**ブランディングで大切なのは「どんなクリニックにしたいのか？」という院長先生の「想い」**。院長先生の想いに基づいて広告も医院の内外装も展開していけば、ブランディングが統一されていくでしょう。「こういう想いがあるから看板をきれいにしました」「こういう想いがあるから就業規則をつくりました」という想いが大事なのです。就業規則をつくったり、看板を立て替えたりというのは目的を達成するための1つの手段に過ぎません。そして「看板をみて求人に応募しました」「就業規則がキチンとしているので安心して長く働けます」となれば、マーケティング施策として機能していると評価できます。

もし、就業規則を社労士にお願いするお金がもったいないと思っているなら、それはブランディングする気がないということです。社労士へ支払う報酬が高い・安いという議論ではありません。自分やご自身の歯科医院のことを好きになってもらおうと思ったら、「これだけあなた方のためを思って制度をつくっているんです」と明確に伝えるためにも就業規則は徹底させましょう。

Q20

新しい施策を打つとき、どうやってスタッフから同意を取ればいいですか?

ブランディングによって自院を好きになってもらう。

スタッフに協力してもらえるかはブランディングがカギ

「どうやってスタッフから同意を取ったらいいのかわかりません」

デンタルフィットネスを導入しようとしている院長先生の99%はそう話します。

「何で同意を取れないんですか？」

「スタッフとの関係が良くなくて……」

これは、デンタルフィットネス導入への同意の取り方の問題ではありません。ブランディングの問題です。

院長先生は自らの想いやふるまいをもう一度見直してみてください。院長先生の発言の仕方や表情などが自身のブランディングにつながっているのです。もっといってしまえば、歯科医院全体のポジションやコンセプトがうまくスタッフ側に伝わっていないということもありえます。

ブランディングにはアウターとインナーの２つがあります。

アウターブランディングは顧客に好きになってもらうこと。

インナーブランディングはスタッフに好きになってもらうこと。まずはスタッフたちに自分が勤める歯科医院や院長先生を好きになってもらうことが大事。院長先生にこの意識がないと、経営改善が進みません。
「スタッフに好きになってもらうために何をしてきたのか？」「スタッフはどこに不満があるのか？」。こういったことと正面から向き合っていくべきだと思います。

例えば、しん治歯科医院のことをまだまったく知らない人に自院を説明するとき、いきなり「うちは給料が高い」と言っても、相手に好きになってはもらえません。初対面の人に「私は年収2000万円です。高給取りなので、付き合ってください」と告白するようなものです。相手に魅力的だと思われるどころか、気持ち悪がられる可能性大。そんな説明は後でいいと思います。

どういう歯科医院なのかを知ってもらうとき、建物や設備の豪華さ、給料の高さを説明する前に、「うちに通ってくれている患者さんがこんなに笑顔になっているんですよ。それはデンタルフィットネスという予防歯科をやっているからです。30年近くこの予防歯科を柱にがんばっている歯科医院です」という印象を与えたほうが、好きになってもらえる可能性は高い。とりわけ、採用活動で歯科衛生士ら同業界の人たちを相手にするときは、なおさらこうしたブランディングが大事です。

これは、採用活動時だけではなくて、採用後も同じです。**「ブランディング＝好きになってもらうこと」**ですので、これが確立されていれば、何かスタッフにお願いすることがあったとしても、同意を取りやすいのです。

説明ではなく、体験させる

ブランディングで大切なのは、説明することではなく「体験すること」です。

例えば、しん治歯科医院が掲げるコンセプトは「健康な人が訪れる歯科医院」。2023年現在、1日あたりの来院者数が150人くらいですが、このうち予防で来ている患者さんが5人で、残りの145人が治療で来ていたら、新卒で入職した歯科衛生士は「コンセプトと全然違う！」とあきれるでしょう。

しかし、実際には150人の予防と治療の来院者数は50:50で、リピート率が99.2％、予防だけで年間1万4000人の患者さんが来るという現実がそこにあることを体験すれば、「確かにコンセプトどおりだよね」となるでしょう。

自院のコンセプトを浸透させるために、**朝礼でスタッフに唱和させる必要はありません。**そんなことをしなくても、スタッフが自ら「健康な人が訪れる歯科医院なんです」と言い出します。

なぜなら、体験して、理解して、納得しているからです。

院長先生が一生懸命にオリエンテーションで「うちはこんな感じなんですよ」といちいち言わなくていいレベルに達するのです。

わかりやすい例でいうと、あなたがもし、コカ・コーラ社に転職するとします。「うちの企業カラーは何ですか？」と聞かれたら、「赤」と即答するでしょう。小中学生ですらコカ・コーラのブランドカラーを答えられます。これがブランディングです。ここまでブランドが浸透していれば、スタッフの同意を取ることなど至極簡単です。

予防の患者さんが増えて、チェアが足りなくなったとします。院長先生が「チェアを２台増やして、歯科衛生士を２～３人新しく雇うから、教育担当よろしくね」と歯科衛生士に頼んだとします。そのとき、院長先生の想いやブランドが院内に浸透していれば、歯科衛生士は「何でスタッフを増やすんですか？　そんなに衛生士はいらないですよね」と言い返すことはありません。その歯科衛生士は、自院のコンセプトを理解していて、患者さんが予約を取りづらくなっていることも知っているからです。

まずは**自院のブランディングのために、自院のテーマを院長先生自身がシンプルに整理して周りに伝え、自ら実践してみてください。**

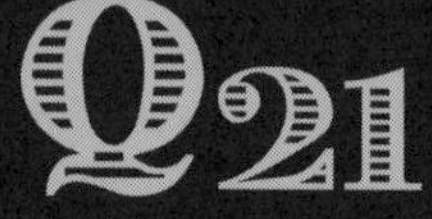

CSとESは
どっちが先ですか？

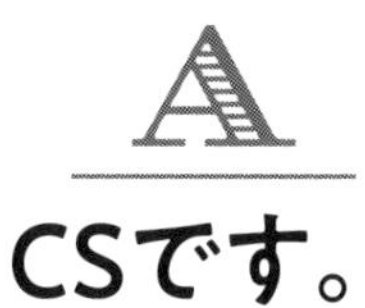

CSです。

CS（顧客満足度）が上がれば 自然とES（従業員満足度）も上がる

歯科医院は患者さんがお越しになる「店舗型ビジネス」です。

目の前に来た患者さんから「ありがとう、助かるわ」「この歯医者っていいね」と声をかけられたら、スタッフはどう感じるでしょうか？　きっと自分の仕事に誇りを持てるはずです。**アウターブランディングが確立されていくと、自然とインナーブランディングも強化されます。**

だからこそ、**院長先生がまずすべきことは顧客満足度（CS）を高めること。**ＣＳが高まれば、自然と従業員満足度（ＥＳ）が上がります。スタッフのモチベーションが上がっていくのです。

歯科医院のスタッフは「人のためになる仕事をしたい」と思って入職しています。**他人の喜びを我がことにできる人が多いのが、歯科業界の最大の特徴**だと思います。中には利己的な人、自分の稼ぎが大事だと思っている人もゼロではありません。しかし、「利他の精神」は言い過ぎかもしれませんが、他人に寄り添うことが好きだと感じている人が医療業界には多い。

つまり、「顧客のため」というコンセプトにスタッフの共感を得やすい業界です。

ということは、自分たちがかかわることによって、患者さんが喜んでくれたり、健康になったりするさまを見せること、体感させることが、スタッフのモチベーションアップ、更にはエンゲージメントアップの最大の要因になるのです。

ES向上施策の多くは経営者の自己満足

多くの歯科医院では、まずはESを高める施策を取り入れようとします。渋谷のＩＴ企業がやるようなＥＳを高めるためのソリューションがたくさんあります。例えば、ランチ会を開いてみたり、「お誕生日休暇」をつくってみたり、バーベキュー大会を開いたりといった施策です。社員旅行を行っている歯科医院もあるでしょう。

そんなことをやるよりもCSアップ、つまり**患者さんの満足度を高めることに全力投球したほうが、ＥＳアップ効果は圧倒的に高い**と私は考えます。

むしろ、それができていないのに、インスタ映えしか狙っていないようなＥＳ追求策を取り入れたところで、スタッフからすると、「患者さんのことを適当に扱っているのに、社員旅行なんて行ったところで何になるの？」と、白けてしまいます。

私自身、次のような経験があります。職場の飲み会を開いたところ、若いスタッフたちがお酒を飲みませんでした。私はお酒を飲めない人たちなのかと思ったのですが、若手スタッフたちは飲み会の後、自分たちだけで飲みに行くではありませんか。今の若い人たちは、会社の人たちとの飲み会を好まないのです。

かつては社員旅行やバーベキュー大会を開くことがアットホームな会社の象徴のように考えられていましたが、今は違います。こうした社内イベントを嫌う若い人たちが増えました。経営者が良かれと思って社内イベントを開いたところで、若手社員たちには不評ということが起こりえるのです。こうしたＥＳ向上施策の多くは単に経営者の自己満足にすぎません。

ＥＳを高めるためのあの手この手に走るよりも、**患者さんが感動してくれたり、喜んでくれたりということを直接スタッフに体感させることのほうが圧倒的に重要**です。そのほうがインナーブランディングが浸透して、ＥＳも高まります。

モチベーションアップのためには、お金、つまり給料ももちろん大事だと思います。

ただ、お金は着火剤みたいなものです。給料を上げたときはモチベーションも一時的に上がりますが、永遠に続く効果・効能は期待できません。一瞬です。

経営者にとって、スタッフの頑張りにお金で還元するのは大きな喜びだと思います。それこそ、スタッフが喜ぶかどうかに関係なく、スタッフに収益を還元できることそのものに経営者は喜びを感じるのです。

給料を上げることによって、スタッフにお金を還元できる組織であるという経営者のプライドは満足させられるでしょう。気概も高まります。しかし、スタッフに「給料を上げたんだからもっと働け」と、見返りを期待しないほうがいいと思います。そんなことを言ったら、スタッフたちの心が離れていくことは必然です。利益還元の喜びは院長先生の心の中に留めておいたほうがカッコ良くてスマートです。

Column

退職金は最大１億円!?

しん治歯科医院は最近、退職金の規定を大幅に変えました。全員ではありませんが、幹部クラスで長年勤めて、かつ高い評価が続いていた場合、規定上、退職金が「最大１億円」になるようにしました。これは本当に就業規則に書いています。

幹部クラスでなくても、2000万円を上限にしています。

かつては200～300万円が上限だったので、実に10～50倍です。

それでは、最大１億円の退職金制度をどうやって実現したのでしょうか？

投資型の生命保険を活用しています。その運用益を退職金の原資に充てるという仕組みです。

例えば今、年俸1000万円のケースで考えてみましょう。1000万円にかかる税金は比較的高く手取りで800万円くらいになります。仮に800万円をそのまま貯金したところで、物価上昇のインフレのリスクを5%として考えると、この貯金は年々目減りします。800万円をタンス預金したら、来年は760万円くらいの価値になります。それを考えると、「将来が不安だから」「老後の蓄えを少しでも増やしたくて」という理由で年俸1000万円を今、全額受け取るメリットは大きくはありません。

先ほど触れたように、利他的になったほうが、結果的にビジネスは拡大します。

そもそも歯科のビジネスは、１人では絶対にできません。院長先生が１人になってしまった瞬間に、もう終了です。

そうならなくするためには、スタッフの協力を仰がなくてはいけません。頑張ってくれているスタッフに対して将来の不安を少しでも減らしてあげる施策として退職金は良い効果を示します。院内旅行にお金を使うくらいなら、こういう制度設計に意識を向けたほうが圧倒的にESが得られますよ。

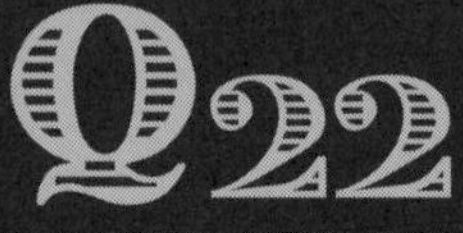

辞めたスタッフに悪口を言われないためにはどうすればいいですか?

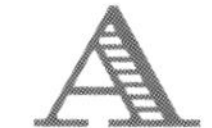

CSを高めるしかありません。

悪評が立つと2年くらい採用で苦戦する

多くの歯科医院が採用に困っています。求人を出しても応募者が集まらないと頭を抱えている歯科医院は多い。しん治歯科医院もそういう時期がありました。

しかし、今は歯科衛生士の採用に関しては困っていません。求人を出したら応募者が集まります。しん治歯科医院が立地しているのは、歯科衛生士が潤沢にいる採用に有利なエリアではありません。それでも応募者が集まるようになったのは、何かが変わったからです。

それが何かというと、「しん治歯科医院は割と良い環境だよ」という噂が広がったことでした。この効果は大きなものです。いわゆる口コミです。

このように口コミは良い方向に働くと絶大な効果がありますが、**逆に悪く作用することもあります。**それも思いも寄らぬところです。

この悪評の発信源になるのは、実は「退職したスタッフ」

です。

辞めたスタッフがあることないことを周りに言いふらして**悪評が立ってしまうと、2年間くらいは求人広告を出しても応募者が集まりません。これは採用活動には致命的です。**

そうならないようにするために、辞めた後に悪口を言われないようにしなければなりません。

どの採用コンサルタントもこれと同じようなことを言います。「スタッフが辞めるときには『お疲れさまでした会』を開きましょう」「お花をプレゼントしましょう」などと、いろいろアドバイスします。こうしたことは確かに効果があるかもしれません。しかし、そうした後づけのフォローですべて解決することはないでしょう。

スタッフが辞めるというのは、転居やご家庭の都合以外においては、医院とスタッフの間でミスマッチがあるわけです。そのとき、「自分がいけない」と思って辞めるのか、それとも「この職場、マジでムカつく」と思って辞めるのか。これが、歯科医院の風評を大きく左右するのです。

辞めた元スタッフに「いい歯科医院だよ」と言われるために

それでは、自分に問題があるのか、それとも組織に問題があるのか、スタッフは何を判断基準にするでしょうか？

答えはお客さん（患者さん）です。お客さんの言動です。

例えば、ラーメン店でアルバイトしていて、店長に腹を立てて辞めようと思ったとします。しかし、ラーメンは抜群においしくて、なおかつ常連のお客さんたちとてもいい関係だったら、あなたはどう思いますか？

「もしかして、俺がいけないのかな……？」

そう思うのではないでしょうか。商品・サービスの質が高くて、お客さんからの評価が高いとなると、「会社が悪いのではなくて、自分がこの業界に合ってないのかもしれない」「自分が悪いのに、店長のせいにしているのかもしれない」と我が身を省みるのではないでしょうか。

ところが、商品・サービスが粗悪だったり、お客さんからの評判も悪かったりすれば、「店長が悪い」と思うでしょう。

スタッフは、院長先生の振る舞いを見ています。

CHAPTER 1で触れたように、歯周治療、予防歯科の保険診療ルールを逸脱しているのを、歯科衛生士はよく見ています。院長先生が患者さんにどのように対応しているか、スタッフは見ています。自分が勤める歯科医院の歯科医師たちの技量をスタッフたちは見ています。

そうしたことが巡り巡って歯科衛生士を含めたスタッフ求人の反応に帰結するのです。

結論、**ESを高めたいなら、コンプライアンスは強く意識**

してください。

患者さんは、ちゃんと虫歯が治り、歯周病が治る歯科医院を「あそこは良い歯医者さんだね」と評価します。これは当然です。

スタッフたちは、院長先生の歯科医師としての技量だけにとどまらず、治療の方針や保険の請求のコンプライアンス遵守、更に就業規則や職場環境といったことをすべて含めて見ているわけです。

特別なことをやる必要はありません。**誠実にルールにのっとった対応をすればいい**のです。そうすれば、「あそこの歯医者さんっていいよね」と地域の評判が高まり、スタッフからも**「うちのクリニックって、ちゃんとしてるよね」**と評価されるようになるのです。

CHAPTER 3

［モノ編］

歯科経営に必要な設備投資の最適解を理解する！

IT化

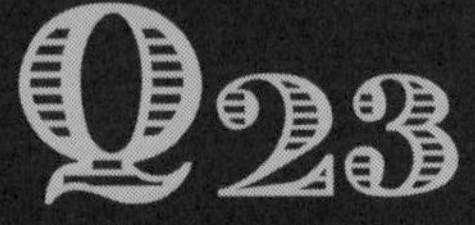

マイナンバー保険証に反対すべきですか?

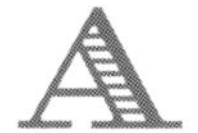

IT化の流れに抗うのは無意味です。

IT化が遅れているヘルスケア業界

昨今、デジタルトランスフォーメーション（ＤＸ）の推進が叫ばれています。日本では、ＩＴ業界はもちろん、製造業や広告・マーケティング業界のＤＸ化が進んでいるといわれています。一方で、飲食業や小売業などと並んでＤＸ化が遅れている業界に挙げられているのがヘルスケア業界です。ヘルスケア業界の一角を担う歯科業界は、ＤＸ化どころかＩＴ化すらおぼつかない状況ではないでしょうか。

例えば、国は2024年に紙の健康保険証の発行を原則廃止する方針を打ち出しました。マイナンバーカードに一本化した「マイナンバー保険証（マイナ保険証）」へと移行するというものです。

マイナンバーカードにはＩＣチップが入っています。カードリーダーを購入して、パソコンにＵＳＢで接続すればマイナンバーカードの情報を読み取れます。特に難しい作業はありません。スマートフォンやゲーム機をセットアップできるくらいの知識があれば、それで十分です。

ところが、医科も歯科も開業医の多くがマイナ保険証導入に大反対しています。マイナ保険証のためのシステム導入の負担が大きいことなどが主な理由です。

私は、反対の意味がわかりません。パソコンを買って、カードリーダーを付ければいいだけです。そのための公的補助もあります。しかも、院長先生が操作するわけではありません。操作するのは受付スタッフです。それなのに、ＩＴに関して「もう無理！」と言っている院長先生が多いのです。

マイナ保険証の導入という方向性が変わることはないでしょう。そもそもこの仕組みの目的はシンプルに「便利」になることです。そのメリットは、患者さんだけではなく医院経営者である私たちにもあります。この件にかかわらず、**「IT＝難しい」と拒否反応を示す前に、その仕組みの構造とメリットを考えるのが経営者の仕事**ではないでしょうか。

IT化

Q24

チャットやメールは「同期型」と「非同期型」のどちらのコミュニケーションですか？

非同期型コミュニケーションです。

同期型コミュニケーションが難しい歯科医療現場

同期型コミュニケーションとは、リアルタイムでのやり取りです。通常のミーティングや打ち合わせはもちろん、オンラインミーティングや電話も同期型です。

一方、非同期型とは、自分が都合のいい時間帯にコミュニケーションを取るものです。例えば、チャットやメール、電子掲示板などです。

非同期型コミュニケーションを活用すると、業務効率が格段に高まります。とりわけ歯科医院では、非同期型コミュニケーションツールを使うメリットは大きい。というのも、歯科医院は同期型のミーティングを開きにくい職場だからです。

同期型コミュニケーションの朝礼を毎朝やっていたとしても、院長先生が言いたいことを伝えるには時間的に短すぎます。かといって、就業後にミーティングを開くために残ってもらうのも難しい職場です。ましてや診療を止めて（予約を切って）ミーティングをするとなると、その分、売上が落ちてしまいます。

ですので、月１回くらい院内ミーティングを開いて情報伝達する、というのがよくあるパターン。しかし、月１回では情報共有のタイミングが遅れてしまいます。しん治歯科医院の場合、事務長である私がスタッフ約80人全員に何かを伝えたいとします。全員を集めて直に伝える会議は、年に１回くらいしかできません。この全体集会は「経営方針説明会」として実施していますが調整や準備に数カ月かかります。ここでは1年間の大まかな方向性を伝えるだけに留まり、細かい業務指示やスタッフとのコミュニケーションは別の場でやっています。

そもそも多くの一般の会社なら、顧客から「これを社内で議論しておいてください」と言われたら、すぐにミーティングを開いて１週間以内くらいには返答できるでしょう。ところが、歯科業界ではこれができません。何故かというと、私たち歯科医院のビジネススタイルは「飲食店」や「組み立て工場」に近いからです。「営業時間＝作業時間」で、スタッフの殆どが作業要員だからです。営業会社や商社は「打ち合わせをする」ことも日々の仕事に含まれています。わかりやすく言うとホワイトカラー、ブルーカラーの違いです。

しかし、歯科医院もいち組織です。会社です。これを運営していく上では、**経営者が意思決定したことをスタッフに伝えることが絶対に必要**です。ただし伝え方を変える必要があります。それが非同期型コミュニケーションなのです。

IT化

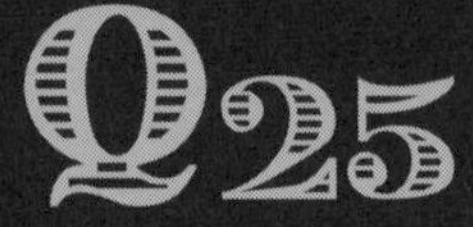

非同期型
コミュニケーションツールで
導入効果が高いのは
次の（1）～（3）のうち
どれですか？

（1）ビジネスチャット
（2）メール
（3）電子掲示板

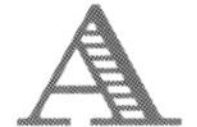

(1) のビジネスチャットです。

チャットツールで業務効率アップ

こうした課題を一気に解決できるのが**非同期型のビジネスチャットツール**です。

チャットベースのコミュニケーションツールを多用することによって、**一人ひとりがすき間時間で情報のやりとりができるようになります。**

私は、チャットツールを導入する効果が最も高い業界の1つが歯科だと思っています。同じメディカル業界でも、医科はミーティングを開く文化が根づいています。とりわけ大病院ではミーティングも業務のうちという側面があるでしょう。

ところが、歯科にはミーティング文化が希薄です。

歯科というビジネス形態では、歯科医師も歯科衛生士も全員が現場スタッフ、いわゆるブルーカラーです。ホワイトカラーと言われる、デスクに座ってパソコンと向き合っているオフィスワーカーではありません。患者さんのために自ら手を動かさなければ仕事になりません。現場のプロフェッショナルの人たちに、オフィスワーカー的な業務を移入しようとしても、うまくいきません。ミーティングのとき、席に座って、ノートパソコンを開いて、カタカタとメモを取るということに馴染みがないのです。慣れていないので、ミーティングを開くとなると、どうしても集まること自体が目的になってしまい何も決定されないまま時間が過ぎてしまいます。

なぜ、ミーティングを開くかを今一度考えてみてください。ミーティングを開くのは、院長先生が伝えたいことがあるからです。あるいは、スタッフの意見を聞きたいからです。それなら、**チャットツールを導入してＤＸ化を進めたほうが圧倒的に業務効率が良くなり目的も達成しやすくなります。**

日々のホウレンソウ（報告・連絡・相談）はチャットツールの中ですべて完結します。例えば、しん治歯科医院では朝礼を開くこともありますが、スタッフ全員が出られるわけではありません。そこで、朝礼に出た人が「今日はこんな情報でした」とチャットに上げて共有します。

ただし、**チャットツールの利用は徹底してやるべき**です。１人だけチャットツールに参加していないスタッフがいると、かえって情報共有の手間がかかります。だから、しん治歯科医院ではメールは厳禁です。職員とはすべてチャットツールでやり取りしています。「休みます」「早退します」といった連絡もすべてチャットツールです。「個別にメールを送ったら許さない」というくらいの強いメッセージを発信して取り組みましょう。

チャットツールを導入するデメリットがあるとすれば、有料版を使うとコストがかかることくらいでしょう。

しん治歯科医院は「Chatwork（チャットワーク）」というビジネスチャットツールを使っていますが、ほかにも各社からいろんなツールが出ています。

主なビジネスチャットツール

Chatwork	Chatwork（株）
LINE WORKS	ワークスモバイルジャパン
Slack	セールスフォース・ジャパン
Microsoft Teams	日本マイクロソフト

グループチャットで簡単に情報共有

しん治歯科医院では、チャットツール内のグループが何十個もあります。

例えば「訪問歯科グループ」があり、そこからさらに細分化されたグループがあります。自分が属するグループを見れば、新しい情報が常に更新されているわけです。それさえチェックしておけば、その日に起きたことを把握できます。

その１つが「訪問歯科部門の中断報告」というグループ。患者さんの体調が悪いと、しばらく訪問を中断することがあります。そのことを報告するものです。

しん治歯科医院の訪問歯科は同時に５チームも10チーム

も外に出ています。このため、どの患者さんがどういう状態・状況なのか、担当者だけが把握している状態だと、医院の受付窓口に問い合わせがあったときに「あれ、どうでしたっけ？」とすぐに答えられません。紙の台帳で管理していても、紙をめくって情報を探すのは手間です。しかし、グループチャットに報告しておけば、誰でも検索すればすぐに「あの人は中断しています」という情報にアクセスでき、情報共有が可能になります。

「経営企画グループ」なら、キャンペーンチラシのゲラ（下書き）が「これでいいですか？」と上がってきたら、私が出張先にいたとしても「これでいいんじゃない」「もっと色を薄くしてください」など外出先からスマホを使って原稿のチェック＆コメントができます。「会計処理グループ」なら、このチャットグループに社外メンバーである会計事務所のスタッフも入れて会話しているので、経理・会計に関わるやりとりがスムーズです。

そもそも日頃から「あれどうなっているの？」「ちゃんと報告してね」といちいち言うこと自体、無駄です。チャットを見て気になることがあったら「これはどういうこと？」と聞けばすぐに疑問が解消しますし、次のアイディアや作戦も思いつきます。**経営者の仕事はミーティングを重ねることではなく、考えて的確な指示を出すこと**です。

分院展開している大型医療法人なら、分院ごとにグループをつくっておけば、院長先生が各分院にいちいち電話してどういう状況なのかを聞かなくてもすみます。

しん治歯科医院では、**チャットでの1対1のやり取りが原則禁止です。100%グループの中で会話するようにしています。**この目的は会話している当人同士だけでなく、グループに所属しているすべての人が情報を把握したり、後ほど検索したりできるようにするためです。1対1のコミュニケーションを極力減らし、やりとりの内容を同時に複数人に共有させる、ここまでやって、はじめて非同期型コミュニケーションが完成します。

Column

オフィスの「島システム」を再現するすごさ

テレビドラマのオフィスシーンを思い出してください。一般企業のオフィスのデスクは複数台寄せ合ってひとつの「島」みたいになっています。小学生の頃、グループワークをするときの席配置のようですね。お誕生日席の位置に上司の課長が座っていて、部下たちが向き合って並んでいるスタイルです。

お誕生日席の課長と、カタカタとパソコンを打っている若手社員の山本との間で、次のような会話が交わされます。

「お前、例の資料どうなってるんだ？」

「すいません、まだ出してないです」

「何やってるんだ。来週の会議までに用意しておけよ」

「わかりました」

この「島システム」では、こうした会話が机を寄せ合っている課員全員の耳に入るのです。他の仕事をしていても、普段の会話から自然と課内の情報共有ができるのです。これはまるでグループチャットです。

グループチャットは、昭和から根づくオフィスの島システムを見事なまでにＩＴ上で再現しているのです。

島システムで課長が「山本君、やっておいてね」と声をかけたことを、隣りの先輩も聞いています。山本がつい忘れてしまっていても、ランチのときに先輩が「山本、課長に頼まれていた資料、つくった？」と声をかけてくれるというわけです。

グループチャットでも、これと同じことが起きます。１対１ではなく、１対多のコミュニケーションが生まれるのです。

私は「何となく見ている」「何となく聞いている」というこの島システムの状況がとても大事だと思っています。

会社ではミーティングも開かれますが、そこでやり取りされる情報はリアルタイム性に欠けていることが多い。それよりも、「これやっとけよ」「これはどうなっているの？」、あるいは部下が上司に「課長、Ａ社からこんなことを言われているんですが、どうしたらいいですか？」といったリアルタイムのやり取りの中にこそ、大切な情報があるのです。島システムなら、何気ない会話から有益な情報を得られたり、アイディアが広がったりします。

島システムでは、新人は末席からスタートして、徐々に課長に近い席に移っていきます。よくできているのが、オフィスの入り口からみて一番奥にあるお誕生日席に移動しようとしたら、手前にある一番の若手の席から順番に課員たちの後ろを歩いていかなければならないこと。だから、全員の働きぶりに目を通せるようになっています。

このすぐれた島システムをチャットツールというデジタルに置き換えればいいだけの話です。まさにDX。ビジネスチャットツールは今や多くの企業が導入しています。世の中で常識と思われていることを、単純に持ち込めばいいわけです。それが私の経営改革の基本です。

Q26

チェア8台の歯科医院が1時間のミーティングを開きました。コストはいくらくらいでしょうか？

約20万円です。

医院規模が大きいほどミーティングによる損失は大きい

ミーティングを開くことのコストを考えたことがあるでしょうか。診療時間内に開けば、当然ですがその分だけ売上が落ちます。

医院規模が大きければ大きいほど、そのインパクトは大きい。しん治歯科医院ならチェアが17台ありますから、1時間診療を止めたら約20万円くらいの売上減になります。

しかも、何にも収益がないのにスタッフに人件費は払うわけですから、実損は更に嵩むのです。本来得られるべきだった売上20万円＋ミーティングに参加してもらうスタッフの人件費16万円で合計36万円の損失になります。

チェア８台の歯科医院なら、その半分の20万円くらいの損です。

逆にいうと、20万円をかけて１時間のミーティングを開くなら、それ以上の価値を生み出さないと意味がありません。

この点でも、**ミーティングをチャットツールに置き換えたほうが、コスト的にも大きなメリットがある**のです。

IT化

Q27

チャットツールで把握できる部下の数は何人だと思いますか？

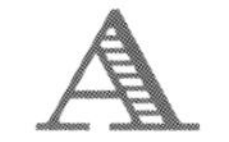

無制限です。

チャットツールで、中間管理職がいなくても管理可能

「1人の人間が見られる部下の人数」というテーマが取り上げられることがあります。よくいわれるのが「片手の数（5人）」や「両手の数（10人）」。それ以上になると、管理し切れないと考えられています。

売上規模が1億～2億円の歯科医院を考えてみましょう。スタッフ数は10～30人といったところ。この規模では、経営企画的な組織はきっとありません。「院長先生かそれ以外か」という組織になっているはずです。

そうなってくると、チームビルディング的な発想では「部課長のようなポジションをつくって、組織化しましょう」となると思います。しかし、私はそれは必要ないと思います。

チャットツールがあれば、先ほどの「島システム」で、自分が同時にいくつもの島のお誕生日席に座る課長に分身できます。必要なときだけ話を聞けばよいのです。

チャットツールで、必要なときだけ情報をザッピングできるようにしておけば、70人でも700人でも把握できると思います。

IT化

Q28

データは どこに保存すれば 安全ですか?

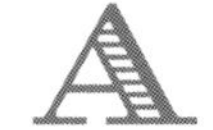

クラウドストレージです。

ファイルは「雲の向こう」に保管

近年、ＵＳＢメモリーの使用を禁止する企業が増えています。情報漏洩などのセキュリティリスクが高いからです。しん治歯科医院でもＵＳＢメモリーの使用は厳禁。基本的にバックアップ目的でデータをパソコンに接続する外付けハードディスクにも保管しません。**データはすべて「クラウドストレージ」に保管**しています。

クラウドストレージとは、インターネットの向こう側にあるハードディスクのようなもの。Googleをはじめ、さまざまなＩＴ企業がクラウドストレージサービスを提供しています。

チャットツールもファイルの保管ができるので、これ自体がクラウドストレージの役割を果たしています。

パソコンのハードディスクにデータを保管すると、基本的にそのパソコンからしかデータを読み出せません。だから、かつてはＵＳＢにデータを移して持ち歩くのが主流でした。しかし、クラウドストレージに保管したデータなら、インターネットにアクセスさえできればどの端末からでも読み出せます。スタッフ間でのデータ共有が楽になるのです。

さらに、クラウドストレージにデータを保管しておけば、**「パソコンが壊れてデータを読み出せない」という事態を防げます。**

クラウドアプリケーションも活用

私は、文章作成ならGoogleドキュメント、表計算ならGoogleスプレッドシートを使っています。これらは無料で使えるだけでなく、スタッフや外部の人たちともデータを共有できます。いちいちメールにファイルを添付して送信する必要がありません。

データはクラウド上に保管されるので、クラウドストレージ同様、いつでもどこでも見ることができます。

Googleのクラウドアプリケーションを使えば、オフィスソフトを購入しなくても、無料である程度のレベルのファイル作成が可能です。

しん治歯科医院では、予約表もクラウドアプリケーションを使っています。そうすれば、外出先からでも予約状況をリアルタイムで確認できます。

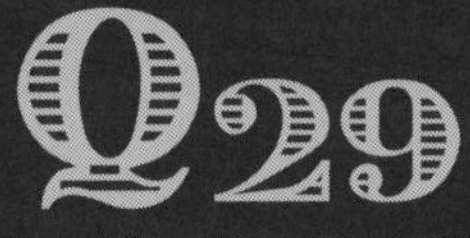

ITの最大の効果・効能は何ですか?

作業の短縮化や置き換えです。

10かかる作業を5や1、さらには0に

みなさんもパソコン作業中、日常的に「コピー＆ペースト」を使っていることでしょう。かつてはマウス操作がまだ普及していなかった時代、真っ黒の画面にすべてキーボードでコマンドを打ち込んでパソコンをコントロールしなくてはなりませんでした。これでは、どんなにタイピングが速い人でも面倒臭いでしょう。

そこで、パソコン操作を短縮すべく、すでに打ってある文字列をコピーして貼り付ける「コピー＆ペースト」が生まれたのです。

先ほどのチャットツールもコミュニケーションが大幅に短縮化されます。何を置き換えているかといえば、リアルに行う会議そのものです。

チャットツールを使えば、会議どころか議事録すら必要ありません。会議のために移動する距離も会議の時間も議事録を書く手間もすべて短縮されているわけです。しかも、リアルタイムで参加しなくてもいいのです。

つまり、10かかる作業を５や１、さらには０にショートカットできるというのがＩＴの最大の効果・効能だと私は思っています。森喜朗元首相が2000年にＩＴ革命のことを「イット革命」と読んで話題になりましたが、私はあれは本質を突いている言葉だと思います。イットとは、指示代名詞のこと。つまり、既出の名詞をＩＴの２文字に短縮して置き換えているのです。

ホームページや広告はITではない!?

何を置き換えられるかどうかという視点でＩＴを考えると、いろんなことが見えてきます。**何かに置き換えられないのは、単なるデジタルの賑やかし**です。

タクシーに乗る場面を考えてみましょう。かつてはタクシー会社の電話番号を調べて、電話をかけて、配車してもらいました。タクシーに乗り込んだら、運転手さんに行き先を告げて、目的地に着いたら代金を支払っていました。

しかし、タクシーアプリを使えば、電話をかける必要も、行き先を伝える必要もありません。会計時に「１万円札しかないんですけど……」と、まごまごすることもありません。かなりの作業が置き換えられて短縮されます。

一方で、タクシーの中にデジタルサイネージが設置されていることがあります。あれは何かを置き換えて短縮しているかというと、そんなことはありません。単に広告が動くだけです。車内に貼られていたシールの広告が動画になっただけです。私からすると、何も短縮されていないのでＩＴではありません。

ＩＴというと、どうしてもホームページ制作やＳＥＯ（検索エンジン最適化）をイメージするかもしれません。しかし、私はホームページやＳＥＯはＩＴというよりも、単なる広告だととらえています。

このように**「何かを置き換えているツール」と考えると、ＩＴは敵でも何でもありません。**むしろ、置き換えることによって得られるメリットのほうが大きい。

すでに日本は少子化による人口減少時代に突入しています。これに伴って深刻化しているのが人手不足。今後、現場では労働力の確保が驚異的に難しくなってくるでしょう。だからこそ、**ＩＴを活用して、短縮できるものは積極的に短縮すべき**だと思います。

IT化

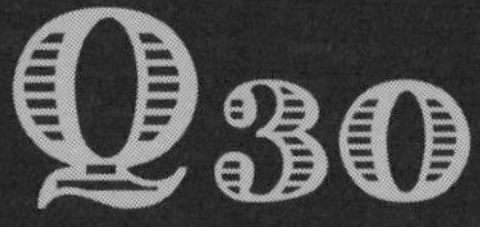

予約表の左側には、治療と予防のどちらを配置したほうがいいですか？

予防です。

流行っている歯科医院の予約表は見やすい

私が見る限り、**経営がうまくいっていない歯科医院には「予約表」が見づらい**という共通点があります。ひと目見て、新たな予約をどこに入れられるのかがわかりにくい。それどころか、「今日これからどういう患者さんが来るのか？」ということすらまったくわからない予定表を使っている歯科医院もあります。これは形式が紙媒体かITシステムかは関係ありません。

逆に、売上が伸びている歯科医院の多くは予約表が見やすいのです。私がコンサルティングに入っても特に説明を受けることなくひと目で状況把握が可能です。

患者さんからの予約を受けるのは、受付スタッフというのが一般的です。しかし、受付スタッフは歯科医療従事者ではありません。このため、今、かかってきた電話の患者さんを予約表のどこに入れたらいいのか瞬時に判断できないことが往々にしてあります。

そうならないようにするために、歯科医療従事者でなくてもわかるようにシンプルな予約表にしておくべきです。そうすれば、予約の取りこぼしも出なければ、逆に予約を取りすぎて患者さんを待たせるようなこともなくなります。

予約表を見やすくするというのは、簡単にできる経営改革の1つです。

予防が左側、治療が右側

予約システム自体はいろんな会社からリリースされていますが、どれを使ってもいいと思います。問題は使い方です。

しん治歯科医院の予約表をご紹介しましょう（P.134～135参照）。

上のCa1やCa2と書いてあるのがチェアです。

多くの歯科医院で予約表は、左側に治療、右側に予防が配置されています。しかし、しん治歯科医院は逆です。予防が左側、治療が右側です。コンサルティング先で数多くの予約表の使い方を確認してきましたが、しん治歯科医院と同じように予防が左側の予約表を使っている歯科医院を1院も見たことがありません。私は、このスタイルを強くおすすめしたいと思います。というのも、このほうが圧倒的に効率良く予約を取れるからです。

治療の予約は、日によって埋まり方がどうしても違ってきます。チェアの稼働率をみても、せいぜい70～75％です。

つまり年間通して30％くらいは空いています。

これに対して、予防は基本的に３カ月先まで予約がビッチリ埋まります。

例えば、12月の時点なら、予防は３カ月先の３月までほぼすべて埋まります。もし少し空きがある状況があれば、パズル的に埋めたくなるものです。しん治歯科医院は**パズル的にきれいに入るように、30分と１時間の予約枠しかありません。15分や20分の予約枠は設けていません。**

一方で、12月の時点で３月や４月の治療の予約が埋まっていることはまずありません。治療よりも、予防のほうが予約が先に確定していくのです。

予防を左側の見やすいほうに配置しておけば、予防の予約状況に応じて治療の予約を入れていけるわけです。そうすると、治療の予約のロスも少なくなり現場のバタバタ感も減ります。

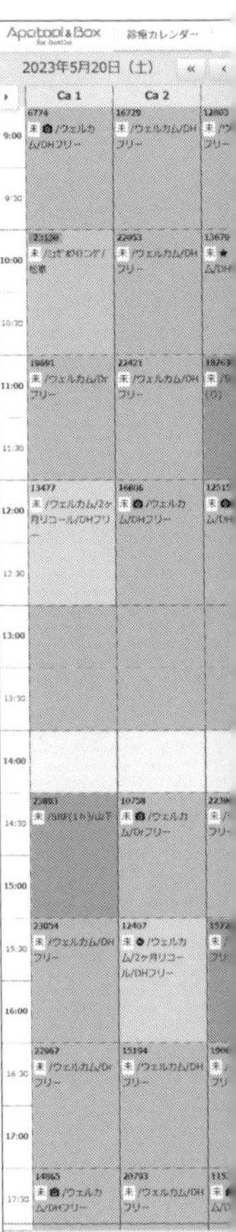

色分けして一瞬でわかるようにする

しん治歯科医院の予約表は、わかりやすいように色分けもしてあります。

例えば、子どもの定期健診は黄色、大人の定期健診は緑色です。

子どもは学校があるので、平日の午前中の予約は入りにくいです。平日の午前中には黄色が付けられた枠がないので、そのことがひと目でわかります。**こうして色分けすると、どういう属性の患者さんが予約しているのか１秒もかからずに把握できます。**これこそ、置き換えて短縮させる

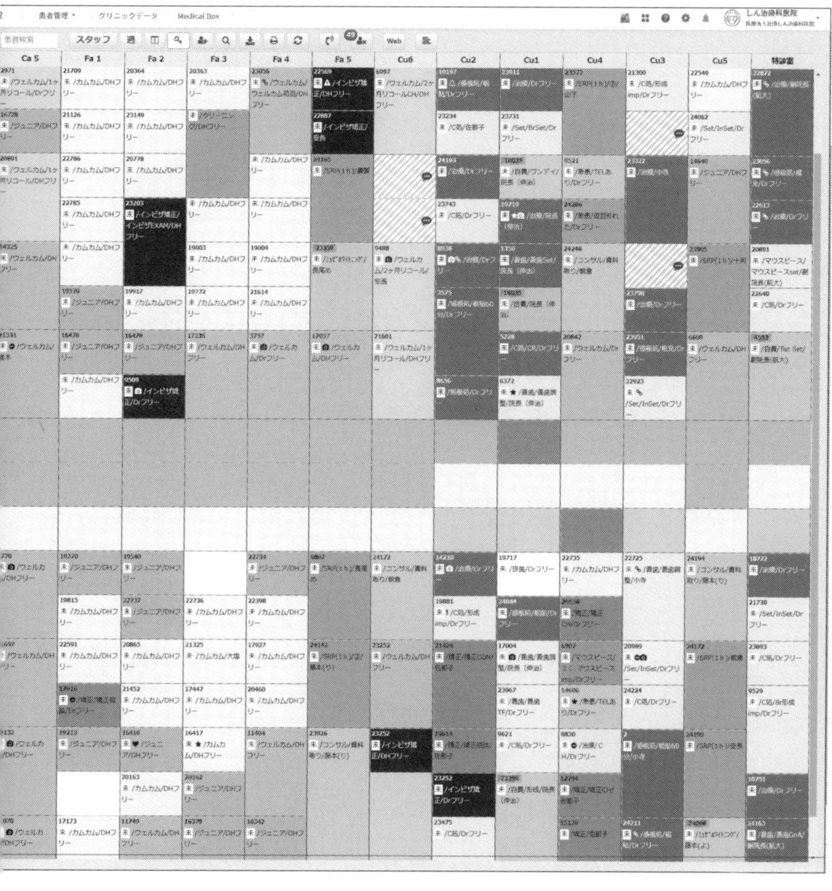

というIT化のメリットにのっとったものです。クリックして詳細画面で患者さんの情報をいちいち読まなくてすみます。

例えば、患者さんから「インプラントの治療をしてほしい」という予約の電話が入ったとします。インプラントの手術は、1～2時間かかります。スタッフも何人か必要です。もし、患者さんが「来週ならいつでもいい」と言っているなら、「10時～12時、もしくは16時～18時が空いている」ということが予約表を眺めるだけでわかるようになります。なぜなら、この日の予約表を見ると午後は黄色でかなりの部分が埋まっているからです。予防の子どもたちです。子どもたちが次々と来院すると、院内はバタバタします。そうした時間帯を避けて、余裕のある時間帯にインプラントの手術を入れようと、受付スタッフが瞬時に判断できるわけです。

治療と予防の予約を管理しやすくするだけで、業務効率は大きく変わります。予約の取りこぼしやバタバタ感が激減します。

歯科医院の経営改善策は、実はとてもシンプルです。リコール電話をかけないことや予約表を見やすくすることなど、特別なことではありません。取り入れようと思ったら、IT化することで更に簡単にできることばかりなのです。今こそ、歯科医院も「IT革命（イット革命）」すべきです！

モノの活用法

Q31

インカムは必要ですか？

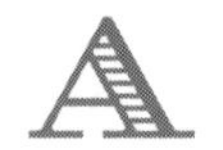

不要です。

治療に専念できる環境づくりが優先

今や歯科医院の９割くらいがインカムを使っています。しかし、しん治歯科医院は使ったことがありません。受付や助手ですら使っていないため**院内にインカム自体が存在していません。**使わない理由は２つあります。

１つは、インカムを使うことによって業務効率が下がるから。インカムを使うと業務効率が上がると思っている人が多いのですが、逆です。

もう１つは、インカムを使っていると、感じが悪いから。歯科医師や歯科衛生士がインカムでどこかの誰かと「〇〇しました」と話しているのは、患者さんの目にどう映るでしょうか？　例えば、リッツカールトンやマリオットといった一流ホテルのスタッフはインカムを使っていません。スタッフが各々の役割をわかっていれば、インカムは必要ないのです。

巨大空港で働いているなら、インカムが必要でしょう。羽田空港の第一ターミナルの端から端まで走って連絡事項を伝えに行くというのは現実的ではありません。保安検査場の中と外でもやり取りがあるでしょう。空港で仕事するなら、インカムがあったほうがいいと思います。

しかし、歯科医院の広さはたかが知れています。しかも、イレギュラーケースがほとんど発生しません。もしイレギュラーケースが発生したら、院長先生ないし受付に歩いて確認しに行けばいいだけです。１分もあれば着きます。

歯科医院によっては、すべての会話をインカムでやろうとします。「患者さんが来たので３番チェアに入れてください」といった具合。よく考えてみると、インカムで伝えなくていい内容がほとんどです。

しかも、インカムにはすべての情報が流れています。**自分に関係のない情報もあふれている**のです。そのため喫茶店のBGMやラジオのように聞き流す癖がついてしまいます。そして、普段から聞き流す習慣がついてしまうと、本当は自分が拾うべき情報をスルーしやすくなります。

歯科医師も歯科衛生士も手を動かしてナンボの世界。いわば職人です。１ミリよりも小さい作業をしている院長先生の耳元でその時不要な情報を大量に流し続けることに、何の意味があるのでしょうか？　**治療に専念してもらったほうが、患者さんにとっても歯科医院の収益にとってもプラス**です。だからこそ、作業に集中できる環境をつくるべきです。

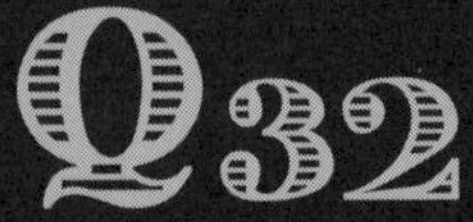

歯科医院のレイアウトは個室型とオープン型のどちらがいいですか？

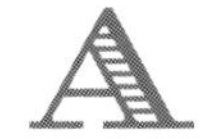

オープン型です。

オープン型の3つのメリット

最近の歯科医院の設計は個室が流行りです。新築で歯科医院を建てる場合、ほとんどが個室になっていると思います。

しかし、個室にした院長先生に話を聞いてみると、その多くが後悔しています。私も個室ではないほうがいいと考えています。理由は３つあります。

１つ目は、オープン型にしたほうがスペース効率が高いことが挙げられます。例えば、個室ならチェアが3台しか入らない広さだとしても、オープン型なら４台は入ります。 それだけで年間、数千万くらい売上が変わります。

２つ目は、動線の問題です。オープン型のほうが、人が行き来しやすく、モノの受け渡しもしやすくなります。オープン型ならインカムを使う必要もありません。

美容室を思い浮かべてください。美容室の大半が個室ではなくオープン型。美容室が個室だったら絶望的だと思いませんか？　個室Ａでドライヤーをかけて、そこから出て行って、個室Ｂに移動してカットして、また個室Ａに戻ってきてとなると、美容師はどれだけ歩かなければならないでしょうか。

美容師たちはオープン型の店舗で、カットしながら横のパーマのタイマーを押したり、あっちでシャンプーしているのを見ながらこっちで髪を染めたりといったように、見事なまでにマルチタスクをこなしています。個室では、そうはいかなくなります。

最後に、患者さんと歯科医師の会話が隣りのチェアの患者さんの耳に入ることです。「さっき隣りで話していた定期健診、私も興味があるんですけど……」というケースがけっこうあります。つまり、マーケティング的な効果があるのです。あえて隣りの会話が聞こえるようにするのもポイントだと思います。

中には、プライバシー的な意味合いで個室を好む患者さんはいるとは思います。しかし、歯科医院におけるプライバシーとは何でしょうか？　隣りの患者さんに口の中を見られるわけではありません。

総合的に考えると、個室型よりオープン型のほうがいいのです。

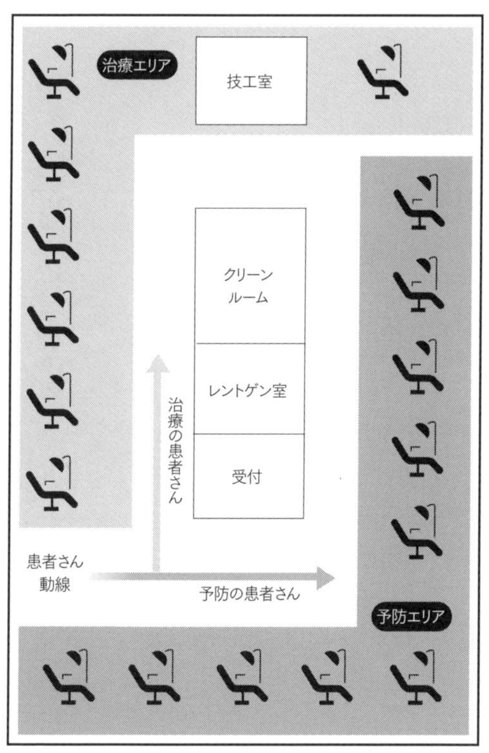

しん治歯科医院　2Fの見取り図

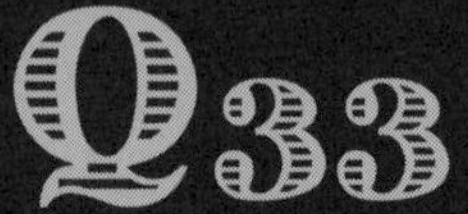

名刺に記載しては
いけないのは
次の（1）～（3）のうち
どれですか？
（1）代表電話番号
（2）携帯電話番号
（3）メールアドレス

(1)の代表電話番号です。

営業電話攻撃から医院と患者さんを守る

歯科医院に限らず、中小企業に勤めている人の多くが名刺に会社の代表電話番号を記載していることでしょう。しかし、私は歯科医院の院長先生は**代表電話番号を名刺に記載しない**ほうがいいと考えています。というのも、**営業電話が代表電話にかかってきて、業務の妨げになる**からです。

代表電話を取るのは受付スタッフです。それだけで受付スタッフの時間が奪われます。患者さんを待たせる時間が増えたり、予約の電話がつながらなかったりするのです。そもそも歯科医院の代表電話は患者さんのために用意しているものです。しかも医院という特性上、急患対応においては何よりも優先的に患者さんと向き合うべき窓口です。しかし営業会社は普通の会社と同じように代表電話にかけることが礼儀だと思ってかけてきます。「院長先生はお手すきですか？」と。代表電話番号を名刺に載せないのは、こうしたことを予防するためです。同時に「どうしても私に連絡したい場合は私の個人の携帯かメールに連絡してきてください」と伝えます。これで営業電話攻撃からの予防策は完璧になります。

Column

治療と予防の動線を分けるメリット

しん治歯科医院は、受付の後、治療と予防へのアプローチが異なります。左側の入り口が治療、右側の入り口が予防といったつくりになっているのです。診療室の中はつながっています。

「予防は気持ちがいいけれど、治療は嫌」というのが患者さんの心情。治療と予防のアプローチを分けておくと、予防で通っている患者さんができれば足を踏み入れたくない治療エリアを通らずにすみます(P.143参照)。

一方、治療を受けている患者さんは「いつか予防のほうに行きたいな、あっちの入り口から入りたいな」と思うようになるものです。

治療と予防を別棟にしてもいいかもしれませんが、そこまで大きな歯科医院でない限り難しいかもしれません。2階建てにして、2階を予防にして、1階を治療にするという歯科医院もあります。形態は現状に合わせればいいのですが、いずれにしても治療と予防の動線を分けたほうがいいと思います。

おしゃれ空間は本当に効果があるのか？

個室に加えて、おしゃれ空間も流行りです。まるでホテルのようなラグジュアリーな空間にする歯科医院が増えています。あるいは、小児歯科なら遊園地のような内装にしている歯科医院があります。

歯科医院の内装は、院長先生のセンスやこだわりが色濃く反映されていると思います。ただ、内装にこだわったからといって患者さんが増えるとは私は思えません。院長先生の自己満足にすぎないケースもあると思います。

私たちが提供すべきは、建物というハードではなく、あくまでもソフトである歯科医療サービスです。徹底的に目を向けるべきは、歯科医療の中身です。おしゃれな建物を建てて患者さんを増やそうという発想は、私には違和感があります。

CHAPTER５で詳しく触れますが、歯科業界は製造業にそっくりです。製造業では、工場の整理整頓は徹底しますが、おしゃれな空間にしているというのは聞いたことがありません。いくら工場をおしゃれにしたところで、作業の効率が上がるわけでも、製品の品質が高くなるわけでもありません。

製造業が製品で勝負するように、歯科医院は歯科医療の中身で勝負すべきです。

CHAPTER 4

［カネ編］

最も大事な「利益」の出し方がわかる！

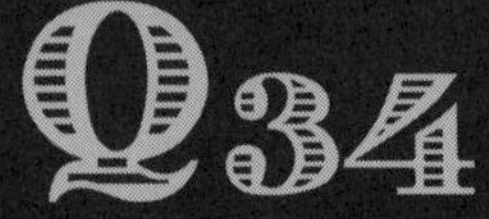

次の5つから
ストックビジネスを
すべて選びましょう。

（1）百円均一ショップ
（2）ネットフリックス
（3）賃貸住宅
（4）焼肉食べ放題
（5）予防歯科

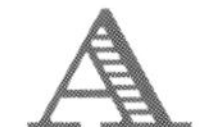

(2)ネットフリックス
(3)賃貸住宅
(5)予防歯科

継続的な収益をもたらす「ストックビジネス」

ビジネスには、ストックビジネスとフロービジネスという分け方があります。

ストックビジネスとは、顧客から継続的な収益を得るモデルのこと。一方、**フロービジネスは売り切り型のモデル**です。

（2）のネットフリックスは月額定額制の動画配信サービスです。ネットフリックスはストックビジネスの中でも「サブスクリプション（サブスク）」と呼ばれるモデル。サブスクとは、定額課金などによって顧客との継続的な関係を構築するサービスのことです。

（3）の賃貸住宅は典型的なストックビジネスです。入居者は毎月家賃を払い込みます。

そして、（5）の予防歯科もストックビジネスです。定期的に健診に通ってもらうモデルだからです。リピート率を高めることによって、新規の患者さんを開拓する必要がなくなり、より一層ストックビジネス色が強まっていきます。

（1）の百円均一ショップは、確かにリピーターに支えられていますが、毎回購入する商品分の代金を支払います。(4)の焼肉食べ放題は定額ですが、顧客と継続的な関係を結ぶモデルではありません。この2つはフロービジネスです。

歯科業界は、フロービジネスの感覚が強い人が多いようです。新患を増やすことや客単価を上げることに意識が向いているのです。

しかし、人口が減少するどころか虫歯が激減しているこの時代、歯科医療のフロービジネスがいつまで続くでしょうか？　フロービジネスに軸足を置くなら、自由診療に舵を切って客単価を上げることでしか利益が出ないのが現実です。

しん治歯科医院は、保険診療と自由診療の割合が8：2くらいで、ほぼ保険診療で成り立っています。**予防歯科というストックビジネスを軸に、リピート率を高めていく戦略**です。

ストックビジネスの良い点は、あるタイミングから患者さんが“勝手に”来てくれるようになること。**キーワードは「習慣化」**です。セルフケアが習慣になった患者さんは、特にアプローチしなくても定期的に来院するようになります。

そうなると、いかに患者さんを集めるかということよりも、いかにスタッフを確保し、そして長く働いてもらえるかに意識が向きます。このためにはCSだけでなくESも意識した組織運営が必須です。

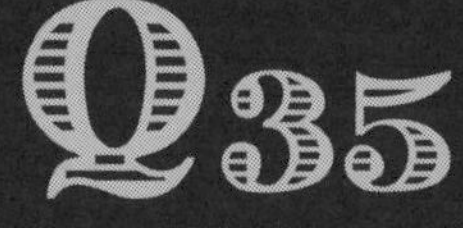

予防歯科のチェア1台の売上は、いくらを目指すべきですか？

月140万円前後です。

時間単価×1日の患者さん×月の営業日

チェア1台あたりの売上は、治療用か予防用かで異なります。

予防用の売上を、予約枠を60分、1日の診療時間が8時間、営業日数が月20日、というしん治歯科医院の仕組みに当てはめて計算します。1台で1日8人の患者さんが最大ですので、売上平均1人1万円でチェア1台あたり1日最大8万円です。月20営業日なら、これに20を掛ければいいわけです。

8万円×20日＝160万円

1台あたり月160万円が最大売上です。しかし、これはあくまでも理想の数字。チェアの稼働率が100％の場合です。空き枠やキャンセルが必ず出るので、予防の稼働率は85〜90％くらい。月160万円の85〜90％、**136万〜144万円が売上の現実的な目標値**になります。

治療の売上は内容によって単価が異なります。しかも、保険診療を中心にしている歯科医院と自費診療を中心にしている歯科医院でも異なります。治療の場合は一律に売上の目安を設定できません。

保険診療をメインにしているしん治歯科医院では、1回あたり6000～8000円が客単価です。治療時間もさまざまですが、30分～1時間がほとんどです。

単価が6000円なら、30分の治療時間で1日16人になり、1時間換算で1万2000円になります。

予防が1時間1万円だとすると、治療のほうが単価が高く感じられるかもしれません。実際に、治療のほうが売上は少し高いでしょう。

ただ、その裏にはある事情が隠されています。次の問題にいってみましょう。

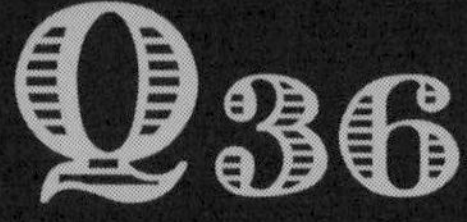

Aに適したものを次から選んでください。

粗利益＝売上高－（人件費＋A）

（1）材料費
（2）回転率
（3）売上原価

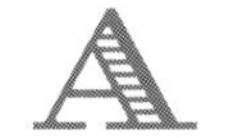

(1)の材料費です。

中小企業の経営者が「粗利」を気にするワケ

中小企業の経営者は売上よりも、粗利を気にするものです。なぜなら、粗利は「何をいくらで仕入れて、いくらで売って、どれだけ儲けたか？」というビジネスの成果を表すわかりやすい指標だからです。粗利は、正式には「売上総利益」です。粗利を出すのは簡単です。

粗利＝売上高－売上原価

歯科医院の場合、売上原価は人件費と材料費です。さらに、粗利は額よりも「率」が重要。粗利が何％かが事業の成績を表します。粗利率は以下の通り。

粗利率（％）＝粗利÷売上高×100

という計算式で出せます。粗利はとても簡単に出せて、なおかつ経営の指標としてとても役立つものです。

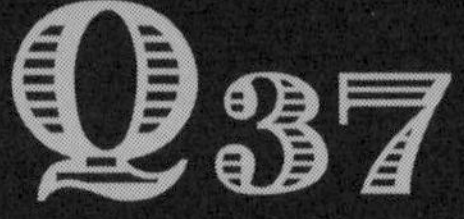

治療と予防ではどちらの粗利率が高いですか？

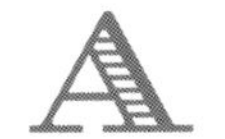

予防です。

治療より予防のほうが原価が小さい

それでは歯科医院の粗利について掘り下げてみましょう。ここは単純化して、予防も治療も１時間あたり1万2000円の収益だと仮定します。

まず治療は歯科医師１人ではできません。歯科医師の人件費に加えて、歯科助手などアシスタントの人件費がかかります。さらに、補綴(ほてつ)をした場合、その補綴の外注費用（技工料）がかかります。

こうしたコストを引くと、粗利は5400円で、粗利率は45％です。

一方、**予防歯科の人件費は歯科衛生士**のみ。歯科医師の人件費は最終チェックのみなので、ほぼゼロ。アシスタントは不要です。技工料も要りません。強いていえば、歯磨き粉とフロス代くらいですが、これは無視していいレベルです。

すると、1万2000円の収益から歯科衛生士の時給2000円を引くと、１万円の利益が残ります。予防の粗利率は実に

80％以上にも達するのです。

　このシミュレーションでは治療の粗利率は45％ですが、現実的には35〜40％くらいのことが多いでしょう。そう考えると、**圧倒的に予防のほうが粗利率が高い**のです。

　それに、治療ではチェアが100％埋まりません。このシミュレーションはチェアの稼働率を100％で計算していますが、治療のチェア稼働率は70〜75％くらいが限界だと思います。歯科医師1名で2台以上のチェアを診ている場合は稼働率がもっと下がります。予防のチェア稼働率が85〜90％であることを勘案すると、さらに利益率で予防に差を付けられるのです。

　不思議なことに、歯科業界ではなぜか売上で議論します。「1億円を目指す」「あの先生は分院も2億円らしい」「グループ全体で10億円を目指す」といった具合です。売上は大切ですが、たとえ10億円あっても利益が100円だとすればどうでしょうか？　粗利で議論すれば、現状把握ができるので、院長先生が次に何を選択すればいいのか一目瞭然です。

　売上を伸ばそうと思ったら、歯科医師を雇うというのも有力な手段です。しかし、粗利を伸ばそうと考えたら、歯科医師よりも歯科衛生士を雇ったほうがいい。そのほうがコストを抑えられ、粗利率が高くなるからです。歯科医師よりも歯科衛生士のほうが採用ハードルも低い。**粗利を伸ばそうと思ったら、歯科衛生士を雇って予防歯科に力を入れたほうがいい**のです。

たまに、予防歯科で成功している歯科医院の売上高を見て、「あんなの大したことない」という院長先生がいます。確かに、収益だけを見ればそれほど大きくは見えないかもしれません。しかし、実はその**裏側で大きな利益を生み出している**のです。

1時間あたりの収益性の比較

月給DH32万円／ Dr72万円／ DA24万円で計算

保険治療	
①治療	12,000円
②Dr時給	−4,500円
③DA時給	−1,500円
④技工料	−600円
利益（①②③④）	5,400円
利益率	45%

予防歯科	
①定期健診	12,000円
②DH時給	−2,000円
利益（①②）	10,000円
利益率	**83%**

治療の約2倍の利益率！

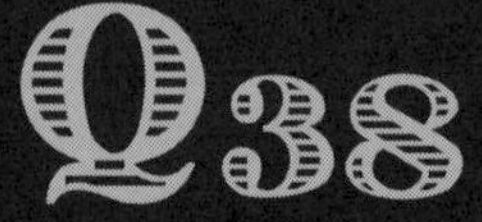

歯科医師にとって最も投資対効果が高いのは次のうちどれですか？

（1）不動産
（2）株式
（3）FX
（4）歯科医療

(4)の歯科医療です。

投資対効果は歯科医療が最も高い

将来に対する不安から、不動産投資などに興味を持つ歯科医師が多いようです。

しかし、単純に投資対効果を考えてみてください。どうせ投資するならば、**本業の歯科医院に投資したほうが、不動産投資よりも圧倒的に投資対効果が高い。**不動産に投資したところで、実質利回りはせいぜい数％です。しかも、利益を回収できるとしても、20年後や30年後というケースがほとんど。それまでは逆ざやで赤字が続くケースが珍しくありません。

さらにいえば、スルガ銀行の不正融資やレオパレスの違法建築で浮き彫りになったように、投資用不動産の不正が後を絶ちません。

不動産に投資する暇があったら、歯科医療に投資して永続的な経営を確立すべきです。１億円を不動産に投資するなら、１億円で分院をつくったほうが利益が出ると思います。

それではなぜ、歯科医師は不動産投資などに興味を持つのでしょうか？　**「自分が働いてナンボ」だと思っていることが、**

大きな原因です。院長先生が１人で頑張っている状況に危機感があるのです。歯科医院の経営は「院長先生ありき」。もしも自分に何かがあったとき、スタッフや家族のためにリスクマネジメントしておきたいという気持ちはよくわかります。だからついつい投資に手を出してしまうわけです。

院長先生１人が頑張って治療を続けることによって収益を上げる体質から脱却すること。これこそが優先すべきことです。院長先生が疲れ果てなくても利益が出て事業が成長する仕組みをつくるのがベストな選択です。そのためには、**歯科医師に依存するのではなく、歯科衛生士らスタッフが主体となって歯科医院を回せる仕組みをつくる**のです。歯科衛生士に投資したほうが、下手な投資よりもよほど利益になります。

例えば、しん治歯科医院は近年、売上が約1億円のペースで伸びています。年商100億円の企業で１億円伸びているのではありません。数億円規模の歯科医院経営で毎年１億円伸びているのです。これほど投資対効果の高いものがほかにあるでしょうか？

不動産に投資している場合ではありません。**歯科医師が最も利益を上げられるのは、歯科医療です。**副業で利益を上げることよりも、本業で安定成長するモデルを追求すべきだと思います。不動産投資はその後からでも遅くありません。

Q39

スタッフ向けの目標設定にふさわしいものを次の(1)～(4)から1つ選んでください。

(1) 粗利
(2) 患者さんの人数
(3) スタッフの人数
(4) 売上高

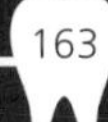

(2)の患者さんの人数です。

歯科医療の売上はコントロールできない

スタッフ向けの目標設定としてありがちなのが「来期の売り上げ目標を○○億円にする」といったものです。しかし、売り上げの目標を設定しても、たいていうまくいきません。

なぜうまくいかないのか？　私自身、これまでさまざまな計画の立て方を試してきて、最近ようやく整理ができました。結論からいうと、**目標の単位を「円」や「点」でノルマにしてはいけない**のです。

例えば「予防部門の歯科衛生士１人あたりのノルマは１日あたり20万円」という目標設定はうまくいきません。

p.166の私が実際に使っている事業計画を見てください。

外来定期健診、いわゆる予防歯科部門の１月の売上目標が1360万円に対して、実績が1320万円強なので、達成率は97%という結果でした。

しかし、２月は目標が1360万円強に対して実績が1250万円なので、達成率は92%に下がっています。

院長先生としては、97%から92%に下がった達成率を巻き返したいでしょう。院長先生がミーティングで現場の歯科衛生士に「３月で巻き返します！」と言わせるのは簡単です。しかし、歯科衛生士は具体的に何をやれば巻き返せるかわかりません。歯科衛生士どころか、院長先生を含めてわかっている人はこの世に１人もいないと思います。

これは歯科医院経営の究極的な落とし穴ですが、**歯科医院経営の売上はコントロールできない**からです。

どんな患者さんが来院するかなんて、誰もわかりません。しん治歯科医院なら１日に予防も含めて140〜150人くらいの患者さんが来院します。予防の患者さんは売上が想定できますが、治療の患者さんはそうとは限りません。急患の患者さんもやって来ます。極論ですが、治療の患者さんの大半が入れ歯の調整だったら、１人数百円しか売上が立ちません。赤字もいいところです。まずありえませんが、その可能性がゼロではありません。

治療における売上は結果論でしかないのです。歯科医院側から「虫歯の患者さんを増やそう」「入れ歯調整の患者さんは減らそう」と、意図的にはコントロールできません。あたりまえですよね（笑）。一般企業にはキャンペーンと称して重点的に営業マンに特定の商品を売らせることがありますが、歯科医院で「今月は抜歯キャンペーンだから、虫歯だろうが歯周病だろうが、抜きまくれ」というわけにはいきません。

歯科医療には「応招義務」が定められています。応招義務とは、患者さんから治療を求められたら、正当な理由なしに断れないというものです。入れ歯調整の患者さんに対して「利益が少ないのでお断りします」は違法になる可能性が高い。

だから、歯科治療において、2月の売上を踏まえて3月の対策なんて練れないのです。とりわけどんなに売上を上げろ！努力しろ！と言われてもスタッフは頑張りようがないのです。

事業計画

	1月	1月実績	達成率	2月	2月実績	達成率	3月	3月実績	達成率
①外来治療保険収入合計	11,305,000	8,552,300	75.65%	11,466,500	9,487,420	82.74%	12,852,000	10,807,380	84.09%
SRP		1,554,900			1,606,510			2,123,730	
ウェルカム	9,120,000	9,516,460	104.35%	9,120,000	8,788,030	96.36%	10,080,000	10,699,560	106.15%
カムカム	4,522,000	3,686,070	81.51%	4,522,000	3,722,940	82.33%	4,998,000	5,480,560	109.66%
②外来定期健診収入合計	13,642,000	13,202,530	96.78%	13,642,000	12,510,970	91.71%	15,078,000	16,180,120	107.31%
口腔機能管理	770,000	386,740	50.23%	770,000	291,810	37.90%	770,000	355,370	46.15%
③外来保険合計	25,717,000	23,696,470	92.14%	25,878,500	23,896,710	92.34%	28,700,000	29,466,600	102.67%
訪問保険収入合計	10,629,360	10,339,260	97.27%	10,966,800	11,506,410	104.92%	12,121,200	12,819,110	105.76%
訪問介護保険収入合計	2,657,340	2,886,110	108.61%	2,741,700	3,578,920	130.54%	3,030,300	3,862,230	127.45%
④訪問合計	13,286,700	13,225,370	99.54%	13,708,500	15,085,330	110.04%	15,151,500	16,681,340	110.10%
(1)TC自費（矯正除く）	7,000,000	3,608,290	51.55%	7,000,000	1,752,810	25.04%	7,000,000	3,956,760	56.53%
【内訳】自費デンチャー	1,500,000	0	0.00%	1,500,000	165,000	11.00%	1,500,000	884,000	58.93%
【内訳】その他自費	2,500,000	3,085,790	123.43%	2,500,000	1,329,310	53.17%	2,500,000	3,072,760	122.91%
(2)ワイヤー矯正	2,100,000	586,800	27.93%	2,100,000	1,379,400	65.69%	2,100,000	594,000	28.29%
(3)インビザライン	13,200,000	2,231,200	16.90%	13,200,000	1,610,200	12.20%	13,200,000	4,664,200	35.33%
⑤自費合計	22,300,000	6,426,090	28.82%	22,300,000	4,742,410	21.27%	22,300,000	9,214,960	41.32%
⑥物販	1,700,000	595317	35.02%	1,900,000	531,758	27.99%	2,000,000	649366	32.50%
⑦保険自費合計（③＋④＋⑤＋⑥）	63,003,700	43,943,247	69.75%	63,787,000	44,255,208	69.38%	68,151,500	56,012,866	82.19%
⑧保育事業合計	4,000,000	3765736	94.14%	4,000,000	3756933	93.92%	4,000,000	4155356	103.88%
会計（⑦＋⑧）	67,003,700	47,708,983	71.20%	67,787,000	48,013,141	0.00%	72,151,500	60,168,222	0.00%
1日平均売上		¥2,510,999			¥2,527,007			¥2,734,919	
営業日数	19	19	100.00%	19	19	100.00%	21	22	104.76%
外来患者数合計	2622	2,405	91.72%	2641	2,318	87.77%	2940	2865	97.45%
訪問患者数合計	1197	1,049	87.64%	1000	1,182	118.20%	1000	1417	141.70%
①外来保険治療	1月	1月実績	達成率	2月	2月実績	達成率	3月	3月実績	達成率
1ヶ月あたりの総人数	1330	1,040	78.20%	1249	995	73.76%	1512	1224	80.95%
1日あたり患者数	70	54.7	78.19%	71	52.4	73.76%	72	55.6	77.27%
1人あたり保険収入	8,500	8,224	96.76%	8,500	9,535	112.18%	8,500	8829.6	103.88%
SRP1ヵ月あたり総人数		171			181			153	
1日あたり患者数	16	9	56.25%	16	9.5	59.54%	16	6.95	43.47%
②外来定期健診	1月	1月実績	達成率	2月	2月実績	達成率	3月	3月実績	達成率
ウェルカム									
1ヶ月あたりの総人数	760	771	101.45%	760	726	95.53%	840	875	104.17%
1日あたり患者数	40	41	101.45%	40	38	95.53%	40	40	99.43%
1人あたり保険収入	12,000	12,343	102.86%	12,000	12,105	100.87%	12,000	12,228	101.90%
カムカム									
1ヶ月あたりの総人数	532	375	70.49%	532	374	70.30%	588	566	96.26%
1日あたり患者数	28	19.7	70.49%	28	19.7	70.30%	28	25.7	91.88%
1人あたり保険収入	8500	9,830	115.64%	8500	9954	117.11%	8500	9683	113.92%
口腔機能管理									
1ヶ月あたりの総人数	100	48	48.00%	100	42	42.00%	105	47	44.76%
1日あたり患者数	8	2.5	31.58%	8	2.2	27.63%	8	2.1	26.70%
1人あたり保険収入	7,000	8,057	115.10%	7,000	6,948	99.26%	7,000	7561	108.02%
④訪問	1月	1月実績	達成率	2月	2月実績	達成率	3月	3月実績	達成率
1ヶ月あたりの総人数	1,008	1049	104.07%	1,040	1,182	113.65%	1,040	1417	136.25%
1日あたり患者数	63	55	87.64%	65	62	95.71%	65	64	99.09%
1人あたり保険収入	11,100	12,606	113.58%	11,100	12,763	114.98%	11,100	11,772	106.06%

売上ではなく「人数」で目標を立てる

歯科医院の場合、目標として設定すべきは、売上ではなく「人数」です。

例えば、2月の1日あたりの患者数の目標を66人に設定するとします。これに対して、実績が60人だとします。歯科医師6人なら、1人1日10人診て60人です。目標値に対して6人足りなかったわけです。では達成させるにはどうするか？　歯科医師1人が1日に診る人数を1人増やさないといけません。すると歯科医師は考えます。今月と同じことをやっていたら無理だな……、どうやって作業効率を上げようか、と。このように、人数で見ると、どうすればいいかが見えてくるのです。

一方、予防では1日あたりの患者数の目標を40人に設定しているとします。現状が38人なら、いい線です。チェア5台を予防で回しているとなると、1台あたり1日8人×5台で計40人だから、診れる人数はほぼ一杯です。

しかし、仮に実績が1日あたり32人なら、まだ余裕があります。予約表にも白い隙間枠があるでしょう。それなら、予約をすべて取るようにしよう、患者さんへの声かけを見直そう、という目標設定ができます。

こうやって人数で現状把握をしてから目標設定すると、歯科医師や歯科衛生士が何をすればいいかが明らかになり、現場担当として工夫もし易くなります。しかも、１日単位の行動に落とし込めるので、明日から直ぐに動いてもらうことが可能です。

ここまで因数分解してあげることも経営者の極めて大事な仕事の１つです。

よく、経営コンサルタントが「目標値を立てましょう」「ＰＤＣＡサイクルを回しましょう」とアドバイスします。売上は、人数×単価ですが、保険診療で行う予防（SPTやP重防）の単価は１万円や１万2000円と決まっています。だから、人数だけコントロールすれば売上はそれに連動することは明らかです。

売上は結果論でしかありません。

「今月は売上目標に達しなかったから、来月はもっと頑張りましょう」の繰り返しでは何も改善されません。「今期の目標は1億3000万円、１カ月あたり1100万円です」と言われても、スタッフは何をやっていいかわからないでしょう。「今月は1100万円が目標のところ900万円でした。あと200万円足りませんでした。頑張りましょう」と言われても、「え？」となりませんか？　何をどう頑張ったらいいかわかりません。

売上を目標にするのではなく、人数や回数、時間などに因数分解するということです。

ただし、経営者は売上目標を立てなければなりません。そこで最終的に現場に落とし込むときには**「1日あたり何人診なさい」といった目標設定**にするのです。

例えば訪問診療なら、20分以上が歯科訪問診療料の算定要件になっています。今まで1件あたり30分や40分かかっているのなら、無駄な時間を省いて9分削減するだけで1日3件くらい増やせるわけです。動きに無駄をなくして20分くらいを目指そう、と伝えればスタッフは頑張れます。

こうやって人数や時間に落とし込まないと、目標の売上を立てたところでスタッフは実現の手段がわからず絵に描いた餅になります。

Column

保険診療は労働集約型

保険診療は基本的に労働集約型です。

労働集約型とは、人間の労働力に頼るビジネスモデルです。

労働集約型の対義語は資本集約型です。

おはぎで考えてみましょう。手作りのこだわりおはぎは労働集約型です。手作りする熟練の労働者に依存しています。

一方、大量生産のおはぎは資本集約型です。誰でもオペレーションできる機械で短時間に大量のおはぎを生産します。

おはぎ生産機のオペレーションに国家資格は要りません。しかし、歯科治療は誰でもできるものではありません。歯科医療は、労働集約型にならざるをえないのです。

そうなると、保険診療の収益を増やすには、チェアの稼働率を上げるか、診療時間を延ばすか、チェアを増やすかしか方法はありません。物理的に稼働を増やすしかないのです。手作りおはぎを機械化するように、歯科医療を機械にやらせるわけにはいかないからです。

Q40

投資のタイミングの指標は次の（1）〜（3）のうちどれですか？

（1）チェア稼働率
（2）金利
（3）売上

(1) のチェア稼働率です。

チェア稼働率から見える投資のタイミング

「どのタイミングで次の投資をすればよいかわからない……」

多くの院長先生がそうこぼします。結論からお伝えするに、**投資のタイミングのわかりやすい指標はチェアの稼働率**です。

チェアの稼働率は物理的に100％を超えることは絶対にありません。しかも、100％にもなかなか届きません。１日だけ切り取れば稼働率100％もありえますが、それが毎日続くことは考えにくいです。理由は今までもお伝えしてきたようにキャンセルは必ず発生するからです。

稼働率が90％に近づけば、もうチェアが不足気味と判断しましょう。チェアが足りなくなったときこそ、投資のタイミングです。

例えば、予防用のチェアが５台あり、１日40人が目標だとします。実績が39.5人になっていれば、チェアの稼働率は98.75%、ほぼフル稼働です。これ以上、予防の患者さんの予約を取ることはできません。

もし、診療時間を変えずに予防の患者さんを１日48人診るようにしたいなら、チェアを１台増やすしかありません。チェアが６台になれば稼働率は82％になり、ゆとりが生まれます。予防のチェアの稼働率は85〜90％を上限として、チェアを増設するタイミングの判断材料にしてください。

一方で、治療は歯科医師１人でチェア１台を診るということはまずありません。理髪店のように１人で２台診るという運用の仕方をするところがほとんどです。歯科医師は分身できないので、効率良く回していても空きが出てしまう時間が生じてしまいます。このため、**治療に関してはチェアの稼働率は70〜75％が上限**と見るとよいでしょう。

このように稼働率に着目して見ていくと、どのタイミングでチェアを増設すればいいのかある程度わかってきます。

多くの歯科医院では「ドクターや歯科衛生士が足りない」という話になります。これは**現場が大変になって逼迫してきてから採用活動を行うので後手後手になって困っているだけ**です。事業計画を立ててチェアの稼働率を見れば、いつごろから採用活動を始めればいいかも見えてきます。例えばしんち歯科医院なら予防チェアの稼働率が80％を超えてきたあたりで、チェアの増設と歯科衛生士の採用活動を計画します。先んじて動くことで慌てることはなくなります。

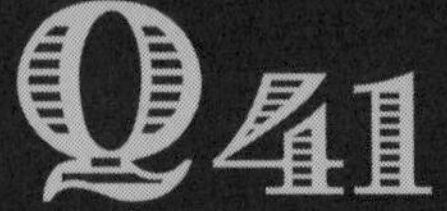

5年後の売上目標はどれくらいに設定すればいいですか?

明確な目標がなければ、20%アップに設定しましょう。

ぼんやりとした5年後の姿を描く

事業計画は、単年度と５年間の中期計画をつくります。

５年計画はいろんなつくり方があると思いますが、ざっくりした内容でいいと思います。ただ、ぼんやりしたものでも計画がないと、単年度の計画に落とし込めません。５年計画を立てたうえで、それを実現させるための組織を構想します。

事業計画は、カタチにして職員と共有せずに院長先生の頭の中だけで描いているケースがあると思います。私もかつては自分だけでイメージしていました。

しかし、院長先生の頭の中にあるだけでは推進力が高まりません。計画がスタッフに伝わらないと意味がありません。計画を立てることも大事ですが、それ以上に大事なのは伝えて実行させることです。

例えば売上１億円のクリニックがあるとします。それでは５年後に一体どれくらいの売上を目標にすればいいのでしょうか？　はじめて事業計画を立てるときは目標設定が難しいと思います。

理想として10億円と書きたいところですが、10億円はやりすぎでしょう。逆に、1億1000万円では志が低すぎます。成長曲線の加速度を設定するのは難しい作業です。

ただ、世の中に出ている言葉にヒントがあります。いろんな会社の決算発表を見ていると、対前期比20％アップとよくいいます。だから、私は「取りあえず20％アップくらいにしておいたらいいんじゃない？」というところから始めました。

次に「20％アップさせるためにはどうしたらいいんだろう？」と分解していくのです。

これは、**ゴールを決めてからの目標設定**です。売上を20％上げることを目標設定して、そのための手立てを分解していきます。答えから逆算していく、という考え方です。

一方で、**スタートからの目標設定**の仕方もあります。

チェアの稼働率が理想値100％だとした場合、大人の定期健診の保険点数の取り方でいくと、１年間でチェア１台あたり最大2300万円くらいの売上をつくれます。

ということは、チェアが５台あったら１億円以上は予防だけで狙えるわけです。そして今現在に着目します。現状の年間の売上が3000万だとしたら、まだ3倍はいけるという計算になるわけです。これは積み上げ形式で目標を設定するパターンです。

いずれにしても、現状分析を徹底的にやりましょう。

現状分析で大切なのは、売上よりもチェアの稼働率や予約表の使い方です。そのうえで、ざっくりとした5年計画を立ててみてください。参考までにしん治歯科医院の「中期事業計画2021→2025」の2023年度を掲載します。

しん治歯科医院の「中期事業計画2021→2025」の2023年の目標の一部（2021年に考案しました）

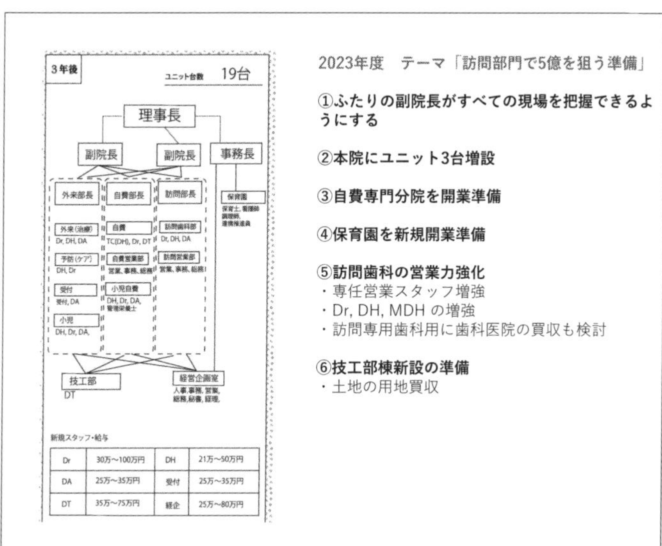

新規スタッフ・給与

Dr	30万〜100万円	DH	21万〜50万円
DA	25万〜35万円	受付	25万〜35万円
DT	35万〜75万円	経企	25万〜80万円

2023年度　テーマ「訪問部門で5億を狙う準備」

①ふたりの副院長がすべての現場を把握できるようにする

②本院にユニット3台増設

③自費専門分院を開業準備

④保育園を新規開業準備

⑤訪問歯科の営業力強化
・専任営業スタッフ増強
・Dr, DH, MDH の増強
・訪問専用歯科用に歯科医院の買収も検討

⑥技工部棟新設の準備
・土地の用地買収

Column

保険診療の収益構造は、チェーンの飲食店とそっくり!?

歯科医院の収益構造は、本質的に飲食店や美容院と同じです。

ハコ自体の大きさが限られているからです。

ハコの大きさが限られているなら、その中の生産性がどれくらいなのかをまず見るべきです。ハコに限りがある以上、それを超えた売上は絶対に出せません。

飲食店の１日の売上は

座席数×客単価×回転率

という計算式になります。

座席数が10席のラーメン店で、客単価が1000円、回転率が10なら１日の売上は10万円です。例えば、３席しかないラーメン屋が単月で売上１億円はまず不可能。１杯５万円のラーメンを提供すれば可能かもしれませんが、それは現実的ではありません。ラーメンならどんなに高級でも１杯2000～3000円でしょう。

歯科の場合、保険診療は点数が決まっています。チェーンのラーメン店や牛丼店のようなもので、単価を勝手に変えられません。単価を変えられないとすると、挑戦できるのは座席数と回転率です。歯科医院の現状分析はとても簡単なのです。

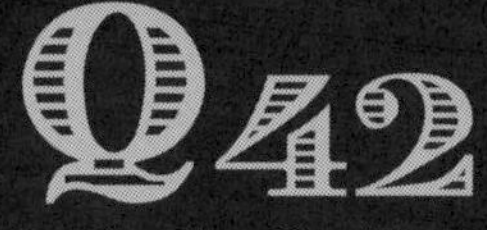

歯科医師と歯科衛生士はそれぞれ給料の何倍の売上を上げるべきですか？

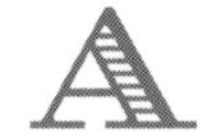

歯科医師は5倍、歯科衛生士は3倍が目安です。

「給料の3倍稼げ」は全業界共通

歯科医院で売上を生み出せるのは、歯科医師と歯科衛生士、歯科技工士です。医療行為でお金を稼げるのは国家資格を持ったこの三役だけです。

受付スタッフや歯科助手、それに私たちのような事務方は、彼らから見ると直接お金を稼ぐことができない間接要員に該当します。さらに、歯科医院経営には、人件費以外にも家賃や水道光熱費や広告費などの経費がかかります。経費にはなりませんが、借入があれば月々の返済も計上しておく必要があります。

ということは、**三役はこうしたコストの分まで稼がなければ歯科医院経営は成り立ちません。**

それでは、三役はどれくらい稼げばいいのでしょうか？

一般の職員なら、おおよそ給料の３倍です。30万円の給料を渡している歯科衛生士がいるとしたら、90万円分を売り上げていないと赤字です。「給料の３倍稼げ」というのは一般企業でも使われるフレーズです。

歯科医師や理事クラスのスタッフは給料の５倍です。100万円で雇っているのなら、500万円分の売上に貢献していないと、その人がいる意味がないという計算です。

ちなみに、しん治歯科医院の歯科衛生士１人あたりの売上は３倍どころではありません。リピート率98％なら、月150万円は売り上げているでしょう。５倍はいっていると思います。３倍というのは最低ラインです。

「給料の何倍稼げているか？」という切り口からも、自院の現状が見えてくるのです。

Column

若い歯科衛生士はあきれている!?

「うちの衛生士が言うことを聞かないんですよ……」

ある歯科医院にコンサルティングに赴いたとき、院長先生からそう打ち明けられました。

「衛生士に、ちょっと言ってやってください。彼女たちがやり方を変えないんです。時間を掛けすぎている。とても効率が悪いんです」

院長先生はいら立っていました。院長先生からよくよく話を聞いてみてわかったのは、むしろ歯科衛生士たちが言っていることのほうが正しいということ。歯科衛生士たちは、先ほど説明した歯周病から予防への一連の流れにのっとって正しく仕事をしていたのです。

その歯科医院で、歯周治療の流れをわかっていなかったのは、院長先生たった1人でした。歯科衛生士は全員、理解していました。学校で習ったからです。

私は言いにくかったのですが、「先生が間違えてますよ」とお伝えしました。

「マジですか？」

私の意外なひと言に、院長先生は驚いていました。

20〜30代の若い歯科衛生士は、歯周治療のルールを学校で学んでいます。このため、このルールにのっとっていない約7割の歯科医院で働いている歯科衛生士たちは「何でうちのクリニックはこの流れでやっていないんだろう？」と不審に思っているのではないでしょうか。「うちの会社、堂々と脱税しているんじゃないの？」と思ったら、社員は社長のことを信用できないでしょう。社長が脱税だとわかってやっているどころか、そもそも納税の義務があることすら知らないとしたら、社員は途方に暮れることでしょう。その社長に「うち、脱税してませんか？」と聞いてみて、社長から「そんなの知らないよ。税金なんて督促が来なければ払わなくていいんでしょ」と言われたら、目の前が真っ暗になるに違いありません。税金は督促されなければ納めなくていいものではなく、申告して納めるものだということは、経営者でなくても誰もが知っています。

先ほどの院長先生は、歯科衛生士たちが正しい行為をしてくれているので違法行為に手を染めずにすんでいたわけです。院長先生は歯科衛生士たちに助けられていました。

歯周治療の流れについて、改めて歯科衛生士と確認してみてはいかがでしょうか。

CHAPTER

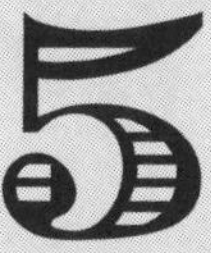

［情報編］

ストック型経営に必須である情報戦略がわかる！

Q43

訪問歯科をやるメリットを4つ挙げてください。

①時間単価が高いこと、②社会的信用度が高まること、③訪問車両が宣伝になること、④CSRの向上の4つです。

BtoCからBtoBへの脱皮

歯科医師は、訪問歯科をやりたがらないケースが多いようです。「面倒臭い」「時間を取られる」というのが主な理由です。確かに、歯科医師としての技術を提供する場としては、訪問歯科はつまらないかもしれません。それでも、私は訪問歯科はやっておいたほうがいいと思います。理由は大きく４つあります。

１つ目は、訪問歯科は保険点数が高いので、時間単価が高くなることが挙げられます。時間を取られて面倒な部分があるかもしれませんが、収益の面でデメリットはありません。

２つ目は、社会的信用度が高まること。

訪問歯科は、大きく分けて患者さんのご自宅に訪問するパターンと、施設に訪問するパターンの２つがあります。

このうち施設向けの訪問歯科を提供するとなると、介護老人保健施設（老健）の施設長に営業しに行くことになるでしょう。この施設長に最終決定権があると思っている人がいますが、多くの場合、そうではありません。実は施設長は何の権限も持っていないことが多い。なぜなら、老健は地元の建設会社などが別事業として運営しているのが一般的だからです。決定権を持っているのは、運営元の企業です。訪問歯科をやるとなると、地元企業と契約を結ぶことになるのです。

歯科医院は基本的にBtoC（Business to Customer）です。個人の患者さんを対象に歯科医療を提供しています。これとは対照的に、訪問歯科は「対企業」になるというわけです。

つまり、**訪問歯科はBtoB（Business to Business）の色合いが極めて濃い。**

訪問歯科を始めると、ただの「街の個人事業の歯医者さん」という立ち位置から脱皮して、「地元の企業体」として認められるようになるのです。

何も規模が大きければいいとは限りませんが、税理士や司法書士は個人事業のイメージがありませんか？　もちろん優秀な人もいますが、パッと見ただけでは信用できるかどうかわかりません。一方で、企業と取引している大手の税理士法人や監査法人、司法書士事務所というと、それだけで社会的な信用がありそうに感じられます。

企業と契約できるかどうか。このことが、社会的な信用の1つの分かれ目になっていると思います。

実際にしん治歯科医院では訪問歯科をやっていますが、企業と取引することに社会的な信用を高める効果があると実感しています。訪問歯科をやったことがない院長先生はイメージしにくいかもしれませんが、**地域でのステータスが確実に上がります。**

ラッピングカーで地域の認知度急上昇

3つ目は、訪問するときの車両（往診車）が宣伝カーになることです。

地方の場合、訪問先には往診車で向かいます。しん治歯科医院は往診車をラッピングカーのように派手にしています。このラッピングカーが街中を縦横無尽に走っているので、宣伝効果は相当大きいです。

東京の新宿や渋谷の街中を歩いて目にするのが、大音響で走っているラッピングしたトラックです。アーティストの新曲や企業の新商品、イベント、飲食店などを宣伝するアドトラックと呼ばれる宣伝カーです。あれを見たのが往診車のラッピングを着想したきっかけでした。

しん治歯科医院で訪問歯科をやり始めたとき、当初はつつましく「しん治歯科医院」としか往診車に書いていませんでした。ラッピングを思い立った私は、目立つように真っ黄色のクルマを買ってきて、それに自院のキャラクターを貼って走らせたのです。これは目立ちます。訪問先でずっと止まっているのですから。走っているときも、コンビニに寄っているときも目立ちます。地域の人たちが「何？　あのクルマ」と気になり始めるのです。

往診車は今は10台くらいありますが、まだ１～２台しかなかったときでも、周りから「最近、しん治歯科医院すごいよね、めちゃくちゃ訪問のクルマが走ってない？」と言われるようになりました。実はこれにはちょっとした秘密があるのです。コラムを読んでみてください。

４つ目のメリットは、ＣＳＲ（企業の社会的責任）の向上です。在宅医療・介護は国が推進している重要な施策の１つ。訪問歯科を通して地域社会に貢献することができます。

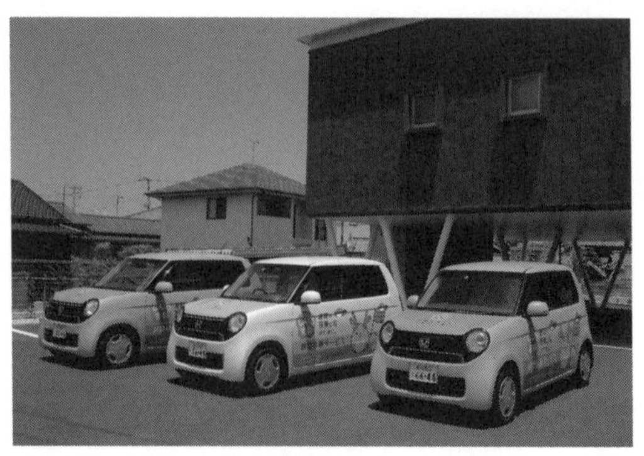

路上看板よりも遙かに効果の高い広告宣伝カーの要素も兼ねた往診車

Column

訪問車両の１～５号車は存在しない⁉

しん治歯科医院の往診車は2023年現在、20号車以上あり、車体にもその号車番号を掲示しています。ところが１～５号車がありません。１台目を６号車からスタートしているからです。

往診車はリースなので、２～３年に１回、入れ替えます。

例えば6号車を返却すると、次に配備するときは6号車を永久欠番にします。すでに8号車まであれば、6号車の代わりに入ってきたクルマには9号車という番号を振るわけです。そうやってどんどん番号を増やしています。

これは半分は遊び心ですが、半分真面目な戦略に基づいています。

よく、小売店が「地域一番店を目指す」という目標を掲げます。例えば、日本一高い山は誰もが知っています。しかし、日本で二番目に高い山は知らない人が多い。ブランディングの面で、地域一番店と二番店では天と地ほどの差があるのです。私は、地域で一番であることを演出するために車両番号を増やしていきました。

実際に、９号車、10号車と番号が増えるにつれて、近隣の歯科医院が訪問歯科をやらなくなりました。「これは勝てない」と思ったのでしょう。

利用者の立場でも、１号車が来るより６号車が来たほうが安心しませんか？「たくさんスタッフがいる歯科医院なのかな」「たくさん訪問しているのかな」「実績がありそうだな」と思うでしょう。

だから、はじめから６号車にしたのです。

広報戦略

Q44

訪問歯科用の車両に描くキャラクターは笑顔と無表情のどちらが適していますか？

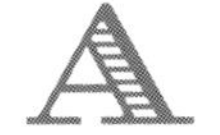

無表情です。

無表情のほうが多くの人に受け入れられます

訪問歯科で外を回っていると、住民とトラブルが起きることがあります。どうしてもクルマを路上駐車せざるをえないことがありますが、そうすると、近隣住民からクレームが入ることがあるのです。徐行レベルでクルマを走らせていても、物をぶつけられることすらあります。私は、どうすれば住民とトラブルにならないか、ずっと頭を悩ませていました。

あるとき、私の自宅マンションの駐車場の前に生協のトラックが止まっているのが目に入りました。自分の車を駐車場から出そうと思っていた私には、生協のトラックは邪魔でした。ところが、どうにも憎めない。

またあるとき、自分の車を駐車場から出そうとしたら、同じ場所に宅配便のトラックが止まっていましたが、その時はイライラしました。

なぜ、生協のトラックが止まっているときは頭に来なかったのか？　私はひらめきました。キャラクターです。生協のトラックにはかわいらしいトマトのキャラクターが描かれていました。それを見ると、苛立ちが緩和されるのです。なるほど！　と、キャラクターの大切さを痛感させられました。

この体験を踏まえて、しん治歯科医院は**「しーかーさん」というキャラクターをつくって、クルマに描きました。すると、街中でのトラブルが激減**しました。

キャラクターなら何でもいいわけではありません。

キャラクターといえば、長年にわたって人気なのがハローキティやミッフィです。くまモンは熊本県のマスコットキャラクターとして定着しました。これらに共通するのは**「顔が無表情」**であること。

これとは対照的なのが、ディズニーランドのキャラクターです。ディズニーのキャラクターは表情の塊です。仕事で失敗したときや二日酔いで頭が痛いとき、満面の笑みを浮かべたキャラクターを見たら、イラッとしませんか？

ところが、**無表情のキャラクターからは、喜怒哀楽が伝わって来ません。だから、自分自身の感情を投影できる**のです。

疲れているときなら「大丈夫？」、嬉しいときならよかったね！　と言ってくれている気がするのです。日本人の漫画文化にもかかわってくると思いますが、行間を読んだり、無の空間を認識したりといったことが日本人に合っている気がします。

こうした私なりの分析があって、しん治歯科医院のキャラクターもなるべく無表情にしました。

物を投げつけようとした人は、しーかーさんから「そんなことをしていいと思ってるの？」と語りかけられているような気になってもらえるのではないか。介護で疲れている人には「大丈夫？　相談に乗ろうか？」と慰められている気になってもらえるのではないか。しーかーさんにはそんな役割を期待しているのです。

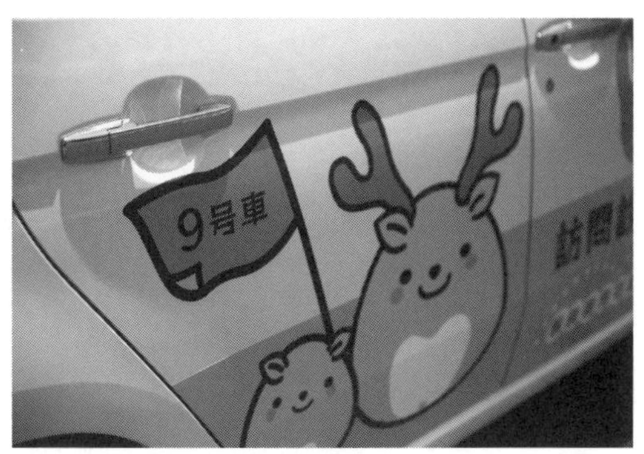

これなら苛つかれないので往診中に物を投げつけられることもありません。

広報戦略

Q45

ローカルテレビのCMとローカルラジオのCMでは、どちらが歯科医院の宣伝効果が高いですか？

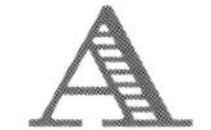

ローカルラジオのCMです。

露出より「占有率」を重視する

広告を出すとなると、メジャー媒体のほうが効果が高いと考えているかもしれません。

地方の場合、ローカルテレビのＣＭ放映料はそれほど高くありません。だから、院長先生はどうしてもテレビにＣＭを流したがります。しかし、歯科医院の場合、それはあまり意味がないと思います。

なぜなら、**多くの視聴者は心の中で「歯医者なんてできれば行きたくない」と思っている**からです。たまたま昼間のニュースのときのＣＭで１回見たくらいでは、多分、頭に入りません。視聴者が歯科医院に行く必要に迫られたとき、「そういえば、しん治歯科医院ってあったな」と思い出してもらうには、かなり接触回数を増やさなければなりません。しかし、いかにローカル局のＣＭ料が安くても、出し続けるのは予算的に厳しい。コストパフォーマンスを考えると、メジャー媒体のほうが効果が高いとは一概にはいえないのです。

私が重視しているのは、**メジャー媒体への露出よりも、む**

しろ「占有率」です。単発でテレビにＣＭを流すよりも、どんなマイナー媒体でもかまわないので、とにかく**ずっと広告を出し続けるほうが効果が高い**と思っています。

マイナー媒体のなかでも私がおすすめしているのは地元ラジオ。地方ではラジオのＦＭ局が１局しかないことがほとんどです。しかも、そんなにＣＭ料も高くない。例えば、毎日夕方５時に10秒流す枠を買います。しん治歯科医院では、毎日流して月20万円ほどです。

ラジオを聴いている人は、ずっと付けっぱなしにしています。しかもチャンネルを変えません。そもそも地方は１局しかありません。

確かにラジオを聴いている人は少数派かもしれません。しかし、その少数の人たちの耳には100％届くのです。毎日同じ時間に流れてくる「しん治歯科医院」という単語が耳にこびりつきます。東京や大阪などはＦＭ局がいくつもあり、CM料も高いのでこの戦略は使えませんが、地方ではラジオ作戦は効果的です。

しん治歯科医院は地元ラジオに夕方５時にＣＭを流しています。なぜ、５時なのか。訪問医療・介護業界で認知度を高めるためです。地方の訪問医療・介護の人たちはクルマで移動します。夕方５時は、クルマで訪問先から事業所に戻る時間帯です。クルマに乗ってラジオを付けたら、しん治歯科医院のＣＭが流れるということを意図しました。思惑通り、夕方５時にラジオＣＭを流したら、訪問医療・介護系の人たちの認知度が上がり問い合わせ時に「そう言えばラジオ聞いたよ」と言われるようになりました。

またマイナー媒体として、地元のフリーペーパーやタウン誌への出稿も効果的です。ただし雑誌に広告を出しても効果は薄い。出すなら**表４（裏表紙）を狙います。**地域で数万部を発行しているようなフリーペーパーであったとしても、表４カラー刷で20万円くらいで広告を出せます。隔月の発行なら、月10万円くらいで出すことも可能でしょう。雑誌の裏面は最も見られる広告です。費用対効果を考えるとこの金額での出稿はおトクです。

第28話「歯が抜けたらどうする！？」
歯が抜けたよ！
お！下の歯だね！
よーし！屋根の上に向かって投げないとね…！
えっどうして？
昔から日本にある「おまじない」だね！
外国ではどうなの？
おとぎ話で「トゥースフェアリー」という歯の妖精がいます！
抜けた歯を枕元に置いて寝ると夜やってきて・・・
歯を、コインやお菓子と交換してくれる・・・という言い伝えがあります。
日本も海外も歯の生えかわり時期にこうした風習が伝えられているのは
昔から歯の生えかわり時期に新しく生えてくる永久歯を大切にしたいという願いが込められているからだと思います
歯の生えかわりは予防を始めるベストな時期でもあります！
一度、歯医者さんで診てもらってくださいね！
QRコード読み取ってインスタフォローしてね！
@shinji_shika
しんじ歯科

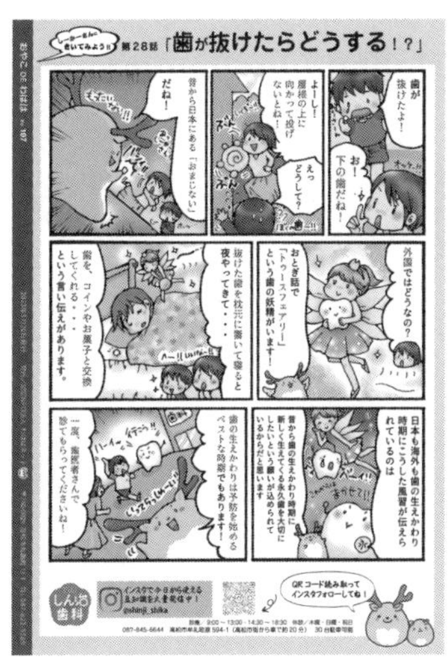

広告は全てマンガにしています。マンガは私が原案を書いています。

Column

看板は周りに何もない所に出す

しん治歯科医院はもちろん路上の看板広告も出しています。

看板を出すときは、周りに何もない所に出すことにこだわっています。

看板がズラリと並んでいる人気の看板スポットがあります。その場所に出しても効果は期待できません。ロードサイドで、周りに何もなかったり、真っ白な壁だったり、田んぼの真ん中だったりといった場所のほうが目立ちます。

あるとき、広告代理店から看板の企画提案が来ました。地元で30年くらい人気のショッピングモール近くに看板枠があるというのです。場所をチェックすると、通行量の多い幹線道路沿いで、周りに目立つ看板がありませんでした。看板を設置するには絶好のポイントです。

ただ、そこからしん治歯科医院までクルマで40分くらいの距離です。

その看板を出すエリアにも、山ほど歯科医院があるわけです。普通に考えたら、地元の人たちは近くの歯科医院に行くでしょう。しかし、ここに看板を出すことによって、このエリアに住んでいる人たちがわざわざ遠いしん治歯科医院まで通っていると思わせることが大事なのです。マーキングみたいなものです。これも１つのブランディングです。

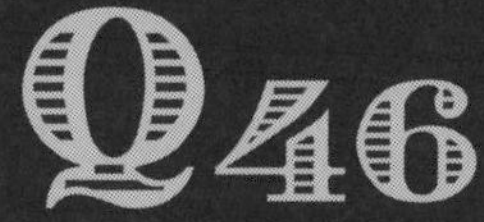

正確な歯科医療情報を聞くべき相手は誰ですか?

厚生労働省（地方厚生局）です。

保険診療に「地域ルール」は存在しない

CHAPTER 1 で、**約70％の歯科医院が保険制度に準拠した歯周治療の流れになっていない**ことに触れました。この最大の原因は「正確な情報」を持っていないことです。「地域ルールが……」と語る院長先生がいますが、国が定めた保険診療に地域ルールはありません。いったい歯科医療での地域ルールとは何でしょうか？　地方自治体の条例ならいざ知らず、憲法や公職選挙法に地域ルールはありません。国の法令は全国すべて同じです。消費税の標準税率は全国一律10％です。東京都は10％だけど、神奈川県は７％ということはありえません。そんなことがあれば、東京都民はこぞって多摩川を渡って神奈川県内に買い物に行くようになります。保険診療も全国一律のルールです。まず、正確な保険診療情報を得ることが大切です。

それでは、正確な情報はどこから得ればいいのでしょうか？

答えは厚生労働省です。

歯科医療のルールを決めているのは厚労省。厚労省は出先機関の地方厚生（支）局を設置しています。**どうしてもわからないことがあれば、地方厚生局に聞きに行けばいい**のです。そうすれば、間違いのない正確な情報を得られます。

歯周治療についていえば、約70％が正しい情報を把握していないとすると、周りの歯科医師に聞くのは危険です。知り合いの歯科医師が「このやり方で大丈夫だよ」と言うのは、本当に大丈夫なのか、それとも単に指摘されていないから間違いに気づけていないのかわかりません。正確な情報を入手して、正しい歯科医療行為を実践することが何より大事です。ちなみにこの考え方を**「一次情報（オリジナル情報）を手に入れる」**といいます。しん治歯科医院の経営方針について聞きたいのであれば、知り合いの先生や業者から情報を得るよりも私に問い合わせたほうが確実です。手軽なのでつい近くの人やネットで調べた情報を鵜呑みにしてしまう傾向がありますがこれは大変危険です。**保険診療だけでなく、経営者として常に情報は一次情報で判断する**ようにしましょう。

Q47

経営のことは
税理士に聞くといい。
○か×かで
答えてください。

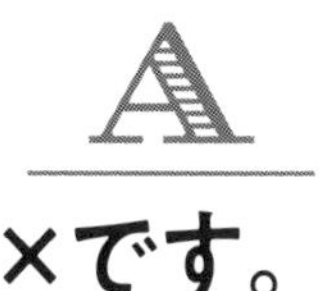

×です。

税理士や営業マンは経営のプロではない

税理士は、あくまでも納税額を算出して納税申告を行うプロフェッショナルです。経理や節税について聞くなら税理士です。

税理士は、決算書から財務状況の改善策を提言したりするのは得意中の得意。こうしたことを税理士に聞けば、有益なアドバイスをもらえると思います。

ただ、**税理士が経営に精通しているかといえば、必ずしもそうとは限りません。**中には経営にも詳しい税理士もいるでしょう。しかし、税理士全員が経営のプロとは限りません。

しかも、歯科医院経営は一般企業とはかなり違います。専門的な知識と経験が問われます。**実際に歯科医院を経営したことのある、実務経験がある税理士は、まずいません。**

あるいは、付き合いのある**歯科ディーラーの営業マンにいろいろ相談する**院長先生もいるでしょう。数多くの歯科医院に出入りしているディーラーの営業マンは、歯科医院を訪れただけでそこが繁盛するかどうか瞬時に見抜くそうです。優秀な営業マンなら、経営から診療までアドバイスしてくれるでしょう。しかし、営業マンも経営のプロではありません。診療について正確な情報を持っているとも限りません。ましてや院長先生にとって耳の痛い話はしないでしょう。営業マンは自分の商材を売ることが最大のミッションだからです。

税のことは税理士に、商材のことは営業マンに聞くにはベスト。では、経営のことは誰に聞いたらいいのでしょうか？　実は**経営に関しては誰に尋ねても満足がいく答えは返ってきません。**つまり自分で考えて自分で判断するしかないのです。

では経営コンサルタントは何をしてくれるのでしょうか？

私自身が歯科医院経営コンサルタントを名乗っていますが、しん治歯科医院の経営に関しては外部の経営コンサルタントと契約してアドバイスを貰っています。自分自身が経営コンサルタントなんだから不要でしょ？　と思われるかもしれません。その理由は**自分だけでは客観視できない事象に対して第三者である経営コンサルタントから客観的な分析やアドバイスを貰う**ことにしているからです。これこそが経営コンサルタントの正しい使い方です。まとめると経営のことは「自分自身に聞く」が正解。ただし客観的な意見が欲しい場合は「経営コンサルタントに聞く」も正解となります。

情報収集

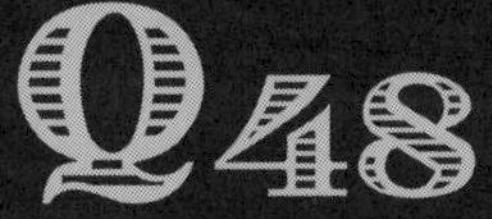

歯科医院が
参考にすべきは
次の3つのうち
どの業界ですか？
(1) コンビニ
(2) 運送業
(3) 製造業

(3)の製造業です。

組織構造も利益構造も製造業とそっくり

私の友人には、板金業や鉄鋼業など製造業の経営者がたくさんいます。彼らから製造業の経営について話を聞くと、歯科医院と似ているとつくづく思います。

そして製造業の経営ロジックの中に、歯科医院経営改善のヒントがたくさん隠されているのです。

まず、**利益構造**です。

工場は、ラインを稼働させなければ利益が生まれません。これと同じように、歯科医院は歯科医師や歯科衛生士が現場で診療しなければ利益が生まれません。

例えば、板金業だったら、溶接したり、鉄板を曲げたりする職人が銀行と打ち合わせをしていると、工場の生産量が急落します。職人には1秒でも長く、工場で作業してほしい。そうしないと、どんどん納期が遅れて売上も発生しなくなります。

次に**組織構造**です。

歯科医院は、院長先生が男性で、歯科衛生士らスタッフは大半が女性というケースが多い。

片や製造業は、社長が男性で、最近は外国人スタッフが多い。

経営者とスタッフで価値観が異なるところもそっくりです。

生産性を上げて利益を伸ばすには、経営者がみずから現場で陣頭指揮を執るとともに、自分とは価値観の違うスタッフのモチベーションを高めるためにさまざまな工夫や施策が必要な点も共通しています。

経営者として自分の知見を広げるには、歯科業界以外からでも学べることは山ほどあります。もし周りに製造業の経営者がいれば一度話を聞いてみてください。多くの気づきがあると思います。

Q49

地方の
歯科医院の院長先生は、
できるだけ東京に
出張して情報を
収集すべきでしょうか？
○か×かで
答えてください。

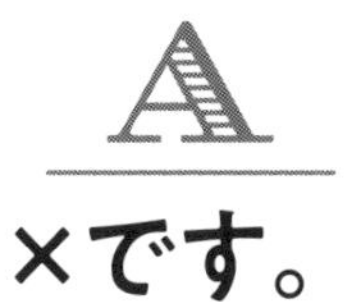

×です。

歯科医院の稼ぎ頭は院長先生

あくまで私の経験上ですが、歯科医院の売上が２億〜５億円くらいになると、**院長先生が“外遊”を始めます。**

「ちょっと東京に行ってきます」と、自分が現場を離れるわけです。

院長先生の気持ちはわかります。自分が経営している歯科医院が大きくなったからには、現場はスタッフに任せて自分は経営者として立ち回りたいということでしょう。実際に人に会って生の情報を仕入れるという目的もあるでしょう。

しかし、一度立ち止まってみてください。**歯科医院で最も売上を上げられるのは誰でしょうか？**

院長先生です。

院長先生が最もお金を稼げるのです。ただ、これは年齢にもよると思います。50歳、60歳になったら、もう現場のパフォーマンスがそんなに上がらないというのはわかります。事業承継を視野に入れて、後継者に現場を任せたほうがいいケースもあるでしょう。

しかし、脂の乗っている30代、40代の院長先生は、現場で働いたほうが絶対によいでしょう。

ところが、30～40代で外遊を始めてしまう院長先生がいるのです。

「勤務医を雇って現場を任せているから大丈夫」と言うのですが、本当にそうでしょうか？

しかも、**院長先生の出張はほぼ「外遊ごっこ」になっているケースが多い**です。ビジネス的なアライアンスを広げに行くというならまだわかりますが、歯科医師は得てして歯科医師としか会いません。外遊したからといって、ビジネスが広がる可能性は極めて低いのです。

これは何も歯科医師に限りません。中小企業の社長でも、少し成功すると外遊を始めることが珍しくありません。地方の中小企業の社長がセミナーだの経営者の集まりだのと言って、東京に出たがるわけです。中には、視察と称して海外に足を運ぶ社長もいます。

気づくと、足元で自分の会社がボロボロになっている、ということが起こりえるのです。もちろん、有益なセミナーや集まりもあるとは思います。外遊をすべて否定するつもりはありません。ただ、**外遊自体が目的化してしまうのは危険**です。

歯科医院は製造業に似ているという話をしました。

自分の歯科医院が今、どのような状況なのかをチェックするのであれば、歯科業界の中にヒントを探すのではなく、製造業の人と会ったほうがいいと思います。

地元には何十年も続いている製造業の社長がいると思います。その社長に

「私、最近、東京行っていろいろやってるんですよ」

と言ってみてください。

「いや、君ね、それやめたほうがいいよ」

と、言われるはずです。

「俺も若いときそういうことやったけど、何の足しにもならないよ」

そんなふうに諭されるでしょう。

CHAPTER

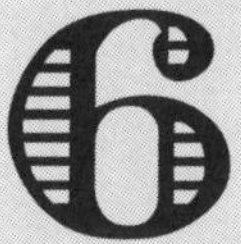

［歯医者から会社へ］

デンタル
フィットネス
成功の
更に先の未来！

Q50

事務長を
アルファベット3文字で
表してください。

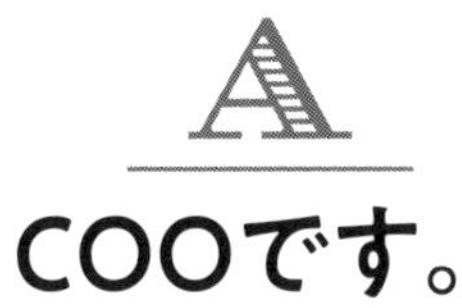

COOです。

事務長はCOO（最高執行責任者）

大型の医療機関には、事務部門があり、それを統括する事務長がいます。歯科業界で事務長を置くようになるのは、売上が２億円を超えたくらいからでしょう。

２億円というのは、大半の歯科医院が到達することが難しいと諦めているラインです。２億円が壁になっている大きな理由の１つは、経営を任せられる事務長がいないことだと思います。

院長先生が１人で臨床と経営をやり続けている場合、売上１億円くらいが限界でしょう。

実際に、規模が大きくなってきた歯科医院の院長先生から「１人では限界」「事務長を雇いたい」といった声が聞かれます。

それでは、院長先生が頭の中で描いている事務長とは、どのような人物でしょうか？　「自分（院長）の代わりに雑用をやってくれる人」といったイメージを抱いていないでしょうか？　実際に、雑用係のような感覚で事務長を雇っている院長先生がいます。私が思うには、その方は事務長ではなく、せいぜい総務部長的な働きではないでしょうか。

事務長を語るにおいて、私は、「事務」という言葉に引っ張られてはいけないと思っています。

事務長は、アルファベット３文字で表すなら「ＣＯＯ」です。**COO（Chief Operating Officer）とは、最高執行責任者のこと。**ＣＥＯ（最高経営責任者）の方針に従って、日々の業務を遂行する責任を負う役職です。私自身、名刺にＣＯＯと記しています。

事務長は、雑用を押し付ける人ではありません。歯科医院の「経営」面の総責任者です。

歯科医院の「臨床」面での責任者がCEOである院長先生とすれば、事務長は「経営」担当。いわば、**歯科医院のナンバー2です。**

会社の運営はナンバー２がカギを握っているとよくいわれます。

ホンダの本田宗一郎なら藤沢武夫、ソニーの井深大なら盛田昭夫といったように、名経営者には必ずといっていいくらい名参謀がいます。ＣＯＯである事務長は、経営面でナンバー２として院長先生の名参謀の役割を担う人物なのです。

経営企画室の設置

Q51

事務長は、歯科医療に精通している必要がありますか？

いいえ、必要ありません。

事務長には事業運営のプロを

歯科医院の事務長は、必ずしも歯科医療に精通している必要はありません。

この例としてわかりやすいのが、アップルコンピュータ日本法人や日本マクドナルド、ベネッセなどの社長を務めた原田泳幸氏です。「プロ経営者」として、数々の大手企業の経営を任されてきました。原田氏はマクドナルドの経営を任されましたが、それではハンバーガーのプロでしょうか？　原田氏はマクドナルドでアルバイトした経験すらないでしょう（やったかもしれませんが）。飲食のプロでも、ましてやハンバーガー作りのプロでもありません。あくまでも、経営のプロとして立て直しをしたわけです。その後、ベネッセに移りましたが、原田氏はそれこそ教育業界についてもともと知見があったわけでもないでしょう。どの企業からも業界のプロではなく「経営のプロ」として招かれたのです。私が考える歯科医院の事務長は、あのイメージです。

マクドナルドなら、商品開発や店舗開発、接客のプロがいます。原田氏よりもこうした専門分野に精通している人がたくさんいます。**しかし、経営は別問題です。**

これは、歯科業界も似ていると思います。

「歯科医院を経営するなら、歯科医療に精通していなければならない」というのは、単なる思い込みにすぎません。原田氏が体現したように、その業界のプロである必要はないのです。事務長はあくまでも事業運営のプロであるべきです。**歯科医療の専門的なことは、院内の専門スキルがある人材、つまり歯科医師や歯科衛生士に任せればいい**だけの話です。

つまり歯科のことがわからなくても、歯科医院の経営はできるわけです。

一方で、院長先生は自分がやりたくない仕事をなすりつけるイメージで「事務長が欲しい」と言っているケースが多いのではないでしょうか？　私が見る限り、**歯科医院で事務長が経営の陣頭指揮を執っているケースは、ほとんどありません。**

一方で、医科の大病院となると、メガバンク出身者などが事務長を務めているケースがあります。彼らはファイナンス部門をしっかり握っているわけです。そうした経営のプロが歯科医院にもいるべきだと思います。

事務長問題も、製造業をイメージするとわかりやすいと思います。町工場には社長のナンバー２として、管理部門を一

院長先生と事務長の役割分担

	院長	事務長
主な役割	診療現場の統括	診療現場以外の統括
具体的な役割	①医院の方針決定 ②治療の方針決定 ③現場スタッフの教育 ④数値目標達成へのプランニング	①医院の仕組み化、組織化、業務効率化 ②経理、財務 ③人事（採用、評価） ④広報
マインド	①患者さんのことを一番に思う ②スタッフが生き生きと働ける仕事をつくる ③揺りかごから墓場まで患者さんと関わり続ける	①現場スタッフが働き続けられる環境をつくる ②半永久的に機能する組織をつくる ③地域に当院の価値を伝える
専門性	歯科の専門家としての知見	消費者（患者さん）に近い知見

手に取り仕切っている総務部長がいることが多い。その番頭的な総務部長は、地元の地銀や信用金庫、信用組合のＯＢというのがよくあるパターンです。まさに金庫番です。金融機関のＯＢは製造のプロではありませんが、財務や経理のプロとして経営を支えているわけです。

サッカーで例えれば、**院長先生はチームで最も得点を取れるエースストライカー。片や事務長は監督**です。事務長は、院長先生を含めてすべてのスタッフが最大のパフォーマンスを発揮できるようにチームを動かす役割を担います。年商２億円を突破していくなら、事業運営の監督としての事務長を置くべきだと思います。

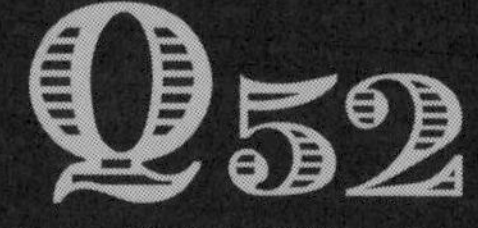

事務長の年俸はいくらが適切ですか?

最低でも年俸500〜600万円です。

事務長は事務スタッフではない

それでは、いざ事務長を雇うとなったとき、どれくらいの待遇にするといいでしょうか？　多くの院長先生は年俸300〜400万円くらいと言います。この金額で、優秀な人材が来ると思いますか？　極端な話、原田氏が年俸400万で来てくれますか？　雇えるわけがありません。年俸どころか月給400万円でも来てくれないかもしれません。

もちろん歯科医院の事務長にそこまでの報酬は払えませんが、せめて**分院長や勤務医を雇う場合と同じぐらいの給料を出さないと、優秀な人は来ません。**私がそうお伝えすると、院長先生はみんな「……」と絶句します。

院長先生にとっては「雑用を押し付ける奴に何で500万円も必要なの？」という感覚でしょう。歯科の中で経営とは何かを明確にイメージできている人はまだほとんどいません。

しかし、経営面のナンバー２を雇うならば、最低でも年俸500〜600万円が必要で、戦略的に良い人を雇おうとするなら1000万円くらい用意しても何らおかしくないと考えます。

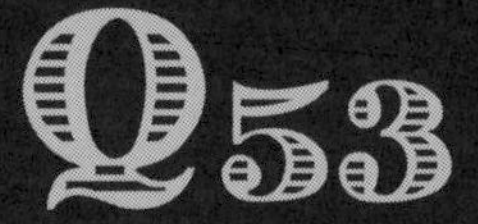

効率良く働くスタッフを事務長に昇格させるべきですか？

いいえ、違います。

効率の良さと経営能力は別もの

自分の歯科医院のスタッフの中に効率良く働ける人材がいると、その人を事務長にしようとする院長先生が多いようです。これもまた、私は違うと思っています。

「効率良く総務的なことができる」イコール「経営ができる」というわけではないからです。

総務の仕事を効率良くやってほしいなら、それこそ若い事務スタッフを年俸300万円くらいで雇えばいいでしょう。

事務効率の向上ももちろん大事です。しかし、年商２億円、３億円の歯科医院を目指そうとするのであれば、**事務作業の効率ではなく経営効率を追求していかなければなりません。**

それでは歯科医院の経営効率とは何か？　院長先生をはじめとする歯科医師が１分、１秒でも長く現場に立てる時間をつくることです。歯科医師が１秒でも長く患者さんの口の中を見ておいたほうが売上が伸びるのです。

事務長には、事務作業の能力ではなく、医院全体の業務の最適化を企画・実行していく能力が求められるのです。

経営企画室の設置

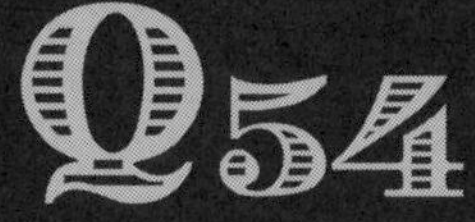

優秀な事務長を雇えば、経営をすべて任せられますか？

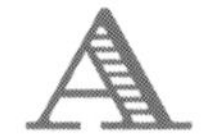

いいえ、組織化が必要です。

年商2億円を超えたら「経営企画室」を立ち上げる

売上が２億円くらいになると、事務長が必要になるだけではありません。同時に、歯科医院の会社組織化も進めなければなりません。

いわば**「歯医者から会社」へ組織のアップグレードが必要**です。

すべてを院長先生が取り仕切る個人事業主的な運営から、会社組織による経営へと転換していくタイミングです。年商２億円を超えると、臨床以外の業務量が増大することから、分業化が必要になるのです。

この分業化に向けて、お金の管理が得意、営業が得意、総務的なことが得意といった人材を２～３人雇わなければ、歯科医院が回らなくなります。事務長１人に任せてしまうと業務量がオーバーフローしてしまうでしょう。

というのも、仕事の物量も含めて１人で全部こなせる人はなかなかいません。いるとすれば、伸びているベンチャー企業の経営者くらいです。ベンチャー企業の経営者には、商品・サービスの企画・開発から営業活動、組織づくり、経理まで、すべて1人でこなしている人がいます。しかし、そんな人はたとえ年収1000万円払っても歯科医院に来てくれないでしょう。

私は、**年商2億円を超えたら「経営企画室」をつくるべき**だと提唱しています。経営企画室とは、社長直轄の部署です。どの部署にも所属せず独立して社長の参謀的な役割を担うチームのことです。仕事としては経営ビジョンを理解して、外部環境や内部環境を分析し、経営戦略を策定して実行する組織です。**歯科医院の場合、臨床から独立した組織として、経営を司る組織**として機能させます。

みなさんの歯科医院に経営企画室はありますか？　おそらくNOではないでしょうか。

しん治歯科医院も、私が経営に参画するまでは経営企画室はありませんでした。それまでは、院長先生が1人で経営も臨床も取り仕切っていたのです。

その後、私が事務長として経営を担うようになり、院長には臨床や現場スタッフのマネジメントに集中してもらうようにしました。役割分担後、経営のスピードが圧倒的に向上し、私1人では手が回らなくなってきたので「経営企画室」をつくり、更なる飛躍を遂げることができました。

歯科医院全体の方向性を決めて、その達成に向けて事業展開のスピードをどれだけ速められるか。その成功には組織化と経営企画室が重要なポイントになってきます。

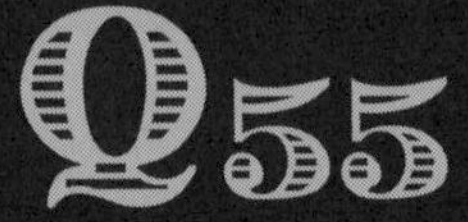

経営企画室で雇う人の前職は何がいいと思いますか？

SIerや広告代理店、商社などに勤めていた人です。

プロジェクトを長期で管理・運営したことのある人材を採用する

いざ、経営企画室を立ち上げるとします。まずは事務長を年俸500〜600万円想定で雇うことを決めたとします。それでは、どんな人物を採用すればいいのでしょうか？

先ほども触れたように、何でもできて経営もできる人ならベストですが、そんな人は自分で独立起業しています。あるいは都会の大手企業で出世街道まっしぐらでしょう。

現実的に雇える人材を想定すると、プロジェクトマネジャーのようなことをやったことがある人がいいと思います。**長期スパンでプロジェクトの進捗を管理しているような人たち**です。

例えば、システムインテグレーター（SIer）や商社、広告代理店の人。ゼネコン関係も割と長期スパンの仕事です。人を動かしてプロジェクトを長期にわたって管理・運営した経験がある人が向いていると思います。

ただ、地方にはそうした仕事を経験した若手が少ない。そもそも地方にはそういう仕事が少ないと思います。だから、即戦力を期待して雇うのは難しいかもしれません。

もし、**想定している人材を雇えないなら、育てていけばいい**のです。伸びしろのある人材を採用して、入職後に育てていけばいいのです。

経営企画室を立ち上げたからといって、いきなり機能するわけではありません。しん治歯科医院の経営企画室も、４～５年経ってようやく機能するようになりました。人は仕事を通して成長します。数年がかりで経営企画室を機能させていくイメージでいいと思います。

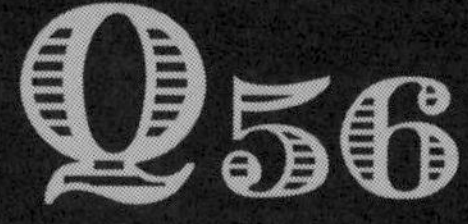

経営企画室に任せる業務は何ですか?

歯科医療以外ほぼすべてです。

歯科医療と経営を分離する

しん治歯科医院の経営企画室は７人です。総務から人事、財務会計、ＩＴシステム、企画広報、各種プロジェクト管理、経営企画まで、すべて担っています。治療行為以外のすべてを経営企画室が司っているのです。

しん治歯科医院の場合、７人それぞれが担当部門を持っています。経営企画室の担当者が経営的には歯科医師や歯科衛生士をコントロールしていくという図式です。

「今年は８億円を目指す」という目標を立てたとします。それを各部門ごとの目標に落とし込みます。それを実現するための各部門の計画を立てます。例えば、患者さんを１日何人診るといった計画です。それを歯科医療現場で実現できるようにコントロールするのが経営企画スタッフの役割です。

つまり、**歯科医療と経営は完全に分業**です。

歯科医師や歯科衛生士は、患者さんと向き合っているだけ。それ以外は何もしなくていい。歯科医師や歯科衛生士には余計な事務作業がまったくありません。そうしていかないと、現場での生産性が上がりません。逆説的にいうと歯科医療現場のスタッフ、たとえ受付であったとしても彼らに経営企画的な仕事を与えてしまうと経営のスピードが上がりません。

CHAPTER５で製造業が参考になると述べましたが、経営と現場の分離に関しても参考になります。製造業では、工場のほかに大なり小なり事務所があります。工場の隣りに事務所棟があることもあれば、１階が工場で２階が事務所になっていることもあります。事務所には、打ち合わせスペースや会議室が必ずあります。

出入りの営業マンがいきなり工場に入ってスタッフに声をかけることはありません。そんなことをしようものなら、スタッフの手が止まり、工場のラインが止まってしまいます。工場にとって大損害です。営業マンが社長と商談するのは、もっぱら打ち合わせスペースや会議室。経営と現場が完全に分離しているのです。

ところが、歯科医院にはオフィスがありません。受付と待合室、そして診療室だけ。ディーラーの営業マンと商談するのは院長で場所は歯科医療現場です。これでは作業効率が落ちます。年商２億円を超えるくらいのタイミングで経営企画室をつくって、歯科医師らは現場に専念できる環境にして、営業マンや銀行との打ち合わせは歯科医療現場ではない他の場所で経営企画室メンバーが対応していけば良いのです。

経営企画室の設置

Q57

何でもできる職員を雇うべきですか?

いいえ。

スタッフにいきなりマルチタスクを課さない

歯科医院の院長先生に限らず、**中小企業経営者は「何でもできる人」を雇いたがります。**二言目には「『コレだけやる』と言う人は要らない」と言います。

しかし、人はそれほど器用ではありません。

例えば、月給20万円で受付スタッフを雇ったとします。院長先生が「受付だけでは仕事量が少ない」と考えて、歯科助手業務もさせたらどうなるでしょうか？　受付業務がおろそかになるどころか、歯科助手のスキルも身につけることは難しいでしょう。受付だけやらせれば数年で優秀な受付スタッフになるのに、いろんなことをやらせると何も得意でない中途半端な人材のままになります。

本人からしても、**何のために働いているのかわからなくなってしまいます。**私も会社員時代に同じようなコトをやらされて辛い思いをしました。ですので、働く側の気持ちをくんであげてほしいと思っています。

ところが、院長先生は「受付なんて大した仕事じゃない」と決めつけがち。「だったら助手でもやらせたらいい、事務もやらせたらいい」と思うのです。

しかし、これは逆です。若くて社会経験が少なく、ましてや歯科なんて初めてという人からすると、受付でもいっぱいいっぱいです。そんな状態なのに「あれもやれ」「これもやれ」と言われたらつらいでしょう。プレッシャーに弱い子は早々に辞めてしまいます。私なら「受付も助手も事務もさせるなら、もっと給料を寄こせ！」と思います。

兼任は人が続きません。まずは、受付専任、助手専任、事務専任であるべきです。

将来は兼務させていくというのはかまわないと思います。ですが、まずは受付の仕事をしっかりと身につけてもらいましょう。その後、余裕が出てきたら事務も少しずつ任せていけばいいのです。

中小企業の経営者は「何でもやります！」という人材を採りたがりますが、**「何でもやる」という人は、何もできないことの裏返し。**「何でもやる」と言う人がやる気のある人材だというのは勘違いです。

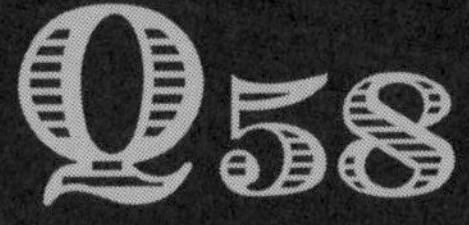

採用活動のとき、採用することを通知するために渡すのは次のうちどれですか？

（1）労働契約書
（2）内定書
（3）合格通知書

(2)の内定書です。

歯科医師は内定書をもらったことがない!?

私が大学院生時代に就職活動をしていたときのことです。大手通信キャリア系のＩＴ企業から内定をもらったことを歯科医師である父に伝えると、予想外の反応が返ってきました。

「Ｎ社の面接を受けたら内定もらえたよ！」

「内定って、どういう状態なんだ、それは？」

「どういう状態って言われても……あのな、一応、採用されたということだけど」

「それは絶対に雇ってもらえるのか？」

「いや絶対ではないかもしれないけど」

「じゃ、どういうこと？」

「世の中では内定って言うんだよ。合格みたいなもんだよ」

と、少し口論のようになりました。一般のご家庭なら、内定といえば、合格通知と同じようなものだと理解するでしょう。いちいち、内定の定義について議論しません。ところが、会社勤めの経験がない私の父は、内定という言葉がピンと来なかったのです。

内定書で新人のモチベーションがアップ

私は最近、新卒を採用したとき、「内定書」を出すようにしました。歯科業界の人たちは「内定書なんて、何の意味があるの？」という感覚かもしれませんが、一般的なご家庭では親御さんは内定書を見れば「うちの子の就職先が決まったんだ」と安心します。世を知る父親から「中小企業は内定書なんて出さないんじゃないかな。ちゃんとした歯科医院だな」と受け止めてもらえる可能性もあります。「いい歯科医院に就職できてよかったね」と親御さんに声をかけてもらえれば、本人のモチベーションも高まるでしょう。

学校を出て就職すると、嫌なこともたくさんあります。ゴールデンウィークごろに憂うつになる「5月病」が知られています。本人が「仕事を辞めたい」と親御さんにこぼしたとしても、「お前、何を言ってるの。せっかくいい歯科医院に就職したのに」と言ってくれるかもしれません。

内定書を出すのも、自院を好きになってもらうためのブランディング戦略の1つなのです。

経営企画室ならではの感覚を取り入れる大切さ

紙に「内定書」と書いて渡すだけです。繰り返しになりますが、こんな紙切れ、そこまで大切なものなの？　と思うかもしれません。当院の経営企画室は一般職種からの転職組が多いので、過去に内定書をもらって嬉しかったという経験があるわけです。経営企画室のメンバーで話すと、「内定書はあったほうがいいよね」と意見が一致しました。ところが、歯科業界の中でしか会話をしていないと、そもそも内定という概念がわからない。だから、内定書を出したほうがいいという発想に行き着きません。

ここでお伝えしたいのは内定書を出す、ということは特別凄いことでも発明でもありません。しかし、歯科業界ではやっていないだけです。もしかすると、特殊に思えるかもしれません。

私たちが特殊なことだと思っているこの感覚自体に歯科業界のバイアスがかかっている可能性が高い。

そのバイアスを取り払うためにも定期的に歯科業界の外の知見をとり入れることがとても大切ではないでしょうか。

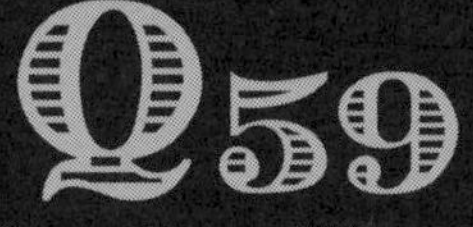

テレビCMは何秒のものが多いですか？

15秒です。

15秒で自院の価値を伝えられますか?

昔、友人の経営者にこう言われました。

「お前の仕事の価値を今から15秒で言ってみな」

私はまったく伝えられませんでした。友人から「経営者なのに、それじゃイカンぞ」と諭されました。

その友人は同い年ですが、世界を舞台にビジネスを展開している人物。中東の国王に会ってビジネスしているくらいです。彼曰く、国内外の中枢にいる人たちは、1回のパーティーで何百人の人たちと挨拶を交わしているそうです。そのチャンスに、自分の価値を伝えて、自分のことを覚えてもらうのに、ダラダラしゃべっているわけにはいきません。10秒か、せいぜい15秒くらいが限界だそうです。

だから、**15秒で自分と自分のビジネスについて語れるように常に訓練しておけ**と言われたのです。当時、私はいたく反省しました。

考えてみれば、この「15秒ルール」はあながち根拠のないものではありません。「人を動かすのは15秒の言葉」「自己ＰＲは20秒以内」などといわれます。テレビＣＭは15秒単位の放送枠（15秒、30秒、90秒など）で、その多くは15秒です。人は興味のある話なら10分でも30分でも聞き入るでしょう。しかし、興味のない人の話には15〜20秒しか耳を傾けないということです。この限られた時間の中でいかに魅力的なことを話すかが大切なのです。

この「15秒ルール」は、歯科業界こそ実践すべきものだと思います。なぜなら、**自院の特徴を表現しづらい業界**だからです。

患者さんの来院理由は「歯が痛い」「詰め物が取れた」「歯ぐきから血が出る」といったことがほとんど。歯科医院の保険診療はどこも似たようなものだろ、と思われています。また保険のルール的にも歯科医院が自院を説明するのに「虫歯を治します」「虫歯にならないようにするために予防歯科をやっています」ということくらいしか言えないのが現実です。

顧客目線からすると、その歯科医院を選ぶ理由がないわけです。せいぜい「家から近い」「どうせなら新しくできたクリニックが良いな」くらいでしょうか。

ＵＳＰ（ユニーク・セリング・プロポジション）というマー

ケティング用語があります。これは、商品・サービスの独自の強みのこと。このＵＳＰを掘り下げることが大事なのです。そのために、

どんな想いで経営しているのか？

自分の歯科医院にはどんな強みがあるのか？

どんな患者さんに来てほしいのか？

といったことを今一度見直してみてください。

ちなみに、しん治歯科医院のテーマは**「健康な人が訪れる歯科医院」**です。これなら15秒はかかりません。

「予防歯科が得意で、地域の患者さんのために……」などとクドクドと説明しません。「健康な人が訪れる歯科医院って何ですか？」と聞かれたら、こっちのもの。「よくぞ聞いてくれました」とばかりに説明を加えればいいのです。相手が興味を持ったのなら、そこからは15秒以上話してもいいと思います。

あるいは「歯科医院向けのコンサルティングの仕事ってどんなこと？」と聞かれたら、私は**「歯医者を会社にする仕事をやっています」**と答えます。これなら何となくイメージが湧くでしょう。

「健康な人が訪れる歯科医院」というフレーズは、しん治歯科医院のスタッフも使っています。完全にスタッフ自身の言

葉になっています。そうなると、このフレーズがひとり歩きして、院内外に浸透していきます。

私が大嫌いなのが、社是のようなもの。「世界の発展に貢献します」といった社是は根づきません。これではユニークさもなければ、共感も得られません。そもそもお題が大きすぎて、そのために何をしたらいいのかがまったくわかりません。きちんと価値が伝わるもの、わかりやすいものにすべきです。

歯科に興味がない人や自分のことを知らない人が、その発言・単語を聞いたときに、「それってどういうこと？」と興味を持っていただくためにもシンプルにすべきです。

ぜひ、**誰にでも伝わるような自院を表現する15秒以内のフレーズ**を考えてみてください。

Q60

経営判断にエビデンスは必要ですか?

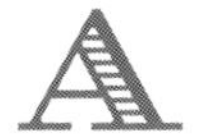

不要です。

経営とは決断すること

「失敗を恐れずに挑戦しろ」

これは、ビジネスの世界で上司が部下によく言うフレーズです。「ＰＤＣＡを回す」というのもビジネスの基本。**Ｐ（Plan＝計画）→Ｄ（Do＝実行）→Ｃ（Check＝評価）→Ａ（Act＝改善）をグルグル回して商品・サービスをより良くしていく**のです。

これに対して、歯科医療はまるで違う世界観です。治療で失敗を恐れずに挑戦するわけにはいきません。歯科医療では、エビデンスなしに物事を判断するわけにはいかないのです。歯科医療従事者はどうしてもエビデンスありきで決定していく癖が付いています。歯科医療では、エビデンスがあるもの、主流の考え方になっているもの、すでに結果が出ているものなどしか選択できません。歯科医療従事者として治療計画を立案していくとき、それは大正解だと思います。

一方で、**経営者の仕事の９割９分９厘は決定すること。決めるときは誰も何も保証してくれません。**例えば、今期の売上が1億円で、来期は1億2000万円を目標に設定するとします。しかし、本当に1億2000万円を達成できるかどうかについては、何のエビデンスもありません。多少の根拠はあるにしても、希望的観測が大いに含まれています。

経営者は、エビデンスがなくても決めなければなりません。もっというと**未来に対してエビデンスをつくっていく力**が求められるのです。

ところが、歯科医療の世界で生きている院長先生は、経営における決定や未来予測が大の苦手です。これは仕方のないことです。

だからこそ、**「決める訓練」をやったほうがいい**と思います。

食事のとき、6秒以内にメニューを選ぶ

「決める訓練」と言われても、何をどうすればいいのかわからないでしょう。**小さな決断で良いので意識をしながら回数を重ねていくことが最も効果的なトレーニング**です。いきなり大博打のような大きな決断を下して、失敗してしまっては訓練どころの話ではありません。

最も簡単にできるトレーニングは、**食事に行ったとき、メニューを見て6秒以内に決めるというもの。**このことを私はかつて先輩経営者に教えてもらって以来、10年以上にわたって実践しています。

牛丼店なら、メニューを6秒で決めるのは簡単です。せい

ぜいサイズと卵をのせるかどうかくらいしか選択肢がないからです。ところが、ファミリーレストランに行くと、メニューが豊富。ハンバーグからパスタ、とんかつまで、和洋中と多彩なメニューをすべて見てから決めようとすると、６秒では到底足りません。

６秒で決めるにはコツがあります。食べたいものを選ぶのではなく、食べないものを先に除外するのです。例えば、鶏肉以外は今日は食べないといった具合。ファミレスには季節限定メニューがありますが、それしか選ばないというのでもいいでしょう。こうすれば６秒以内にメニューを決められます。最初のころは、「カキフライ定食じゃなくて、天ぷら定食にすればよかった……」と焦って決断した結果に不満や後悔を感じるでしょうが、回数を重ねると、精度がみるみる上がっていきます。ズバッと決めて、ササッと食べて颯爽と店を後にする。案外気持ちの良いものです。

自分で言うのもなんですが、メニュー決めはもちろん、私は何をやるにしても決断が早いと思います。きっと、日ごろの６秒訓練が功を奏しているのでしょう。

ビジネスで最も無駄なのは、迷う時間です。

ぐずぐずと迷っている時間はまったく意味がない。そんなことをするなら早く決めたほうがいい。迷う暇があったら、行動してしまうのです。

経営者を見ていると、メニューを選ぶのが早い。ぐずぐずしている経営者はあまりいません。普段からすぐに決断することに慣れているのでしょう。

経営は「永遠のベータ版」

ここで留意してほしいのは、**歯科医療における決断と経営における決断はまるで違う**ということ。医療は「間違えました」では済みませんが、経営は間違えたら改善の繰り返しで充分リカバーできます。

だから、経営での決断に必要なのは、半分以上は勇気です。

あえて言うなら**「経営脳」と「医療脳」は違う**ということです。

どうしても医療脳で経営を判断しようとするから決定が遅くなったり、使い古された方法でしか経営改善をできなかったりするわけです。

改善の繰り返しでわかりやすいのがマイクロソフトの「Office」などに代表されるPC用ソフトウェアです。かつてはパッケージに入ったCD-ROM（それ以前はフロッピー）を購入してパソコンにインストールしていました。ところが今はダウンロードです。ダウンロードしたソフトは定期的にアップデートされます。気づけば購入時点では無かった機能や安全性が向上していませんか？　スマートフォンのＯＳであるiOSやAndroidはアップデートを繰り返して完成度を高めていっています。こうしたものは「永遠のベータ版」と考えることもできます。ちなみにベータ（β）版とは「試用版」の意味です。唯一無二の完璧な製品を作って世に出す、というよりも、未完成な部分もあるのだけれど、一旦世に出してユーザの反応を見ながら追加で機能を付け加えていこうという発想です。

何が言いたいのかというと、**経営上の選択や決断は多少失敗しても良い**のです。失敗しないことよりも、失敗後のリカバー、つまり原因の追究と新たな作戦の立案のほうが大切です。先に説明した「永遠のベータ版」の例えでイメージして頂ければわかりやすいでしょう。ここで再び、牛丼店に行った気分になってください。大盛りを注文したものの、どうしても食べ切れなかったら、残せばいいだけの話です。おかしいなぁ、昔は食べ切れたのになぁ、もしかしたら年（とし）かなぁ、と考えませんか？　そして、この経験を元に次は並盛りにするという判断材料にすればいいのです。

ビジネスは、完璧でなくてもいいのです。

Q61

3Dは
3次元のことですが、
ビジネスで
NGワードとされる
3Dとは何の略ですか?

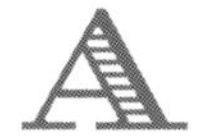

「でも、だって、どうせ」です。

3Dを封印して、「HOW思考」へ転換させる

経営には、どこまで行っても正解がありません。もし、正解があれば、みんなが取り入れて、みんなが成功します。「絶対に儲かる方法」や「絶対に廃業しない経営方針」があるなら、誰もが取り入れます。**正解がないから経営者は頭を悩ませているのです。**

経営は一寸先が闇。震災が起きるか、ここ数年世界を騒がせたコロナ禍のようなパンデミックが起きるか、誰もわかりません。発生した事象に真摯に向き合い、常に対応していかなければなりません。ＰＤＣＡを回し続けるしかないのです。

そう考えたときに、最も無駄な行為とは何か？ **「どうしよう、どうしよう」と迷っている時間**です。行動しない人の口癖が「でも」「だって」「どうせ」の３Ｄです。

この３Ｄは職場では絶対に使ってはいけないというくらい徹底的に禁止したほうがいいと思います。

大事なのは「じゃあ、どうするんだ？」という「HOW思考」。

例えば、会社がつぶれそうな状況だったとき、「どうしよう」と言い続けても、１ミリも事態は好転しません。落ち込んでいても、考えるのが苦手でも「どうやって今の状況を乗り越えていくのか？」と強制的に頭を切り替えていかないといけません。

こうしたことは、口で言うのは簡単です。ところが、いざ自分がその状況に置かれたとき、何もできなくなってしまう人が多い。それは普段から訓練していないからです。そのためにも日頃から「でも」「だって」「どうせ」を言わないようにしましょう。自分だけでなく組織全体としてもです。

とはいえ、無意識的に３Ｄを使っているときもあると思います。時々、自分が話していることを振り返ってみてみましょう。すると、「あれ？　なんか最近、『でも、だって』が多いな」と気づいたとします。そのときはHOW思考ができていない可能性が高いです。

私も職場でスタッフに「でも、だって、どうせは言わないようにしよう」と話します。少なくとも経営者として３Ｄは言わないように意識すべきです。

「でも、だって、どうせ」の３Ｄは意識して使わない。口癖にするなら**「ダメ元」「どうやる」「どうにかする」の新３Ｄ**を徹底しましょう。

院長先生のマインドセット

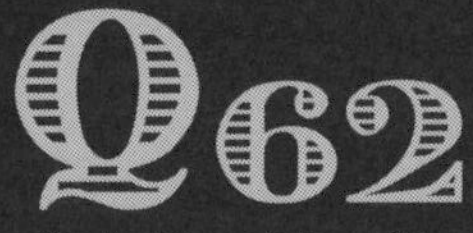

院内に評論家は必要ですか？

不要です。

評論より行動

私が最近気になるのが、評論家になってしまう人がいること。ここでいう評論家とは、本来は当事者、自分事で考えるべきことを、あたかも第三者のように**「こんなんじゃダメだよね」と論じて、自分では行動しない人**です。

テレビや新聞などのメディアには評論家が登場します。例えば、サッカー日本代表の試合があれば、「なぜ、調子のいい選手を先発で使わないのか？」「後半は守備を固めて失点を防ぐべきだったのではないか？」などと持論を展開します。プロスポーツ選手はパフォーマンスが悪ければ批判されるのは世界共通。評論家は評論するのが仕事です。的確な評論は見る者の興味をかき立て、選手の奮起を促すことがあるでしょう。

しかし、ビジネスは違います。ましてや**社員が自社を評論しても、何も生まれません。**

例えば、ある事業部門が赤字だとします。「あの事業部長の采配が迷走してるよね」「あんな商品、売れないよね」「テレアポ営業なんて、昭和的だよね」と文句を言うのは簡単です。しかし、それだけでは、ただの評論家です。事態は何も改善しません。

やるべきは評論ではありません。その事業部門が利益を出すために、何をすべきか。まさに**HOWを考えるべき**なのです。「こういうことができるんじゃない？」「ああいうことができるんじゃない？」「あれがダメならこうしよう」と、自分事として語るべきです。

周りを見てください。もしかして、身近に評論家の人はいませんか？　一般の職員たちが評論家にならないためにはどうすればいいのか？　**「あれやろう」「これやろう」とHOWを自由に話せるような雰囲気をつくる**のです。これこそ、院長先生の役割です。

私は常に評論家にならないように自らを戒めています。せめて幹部クラスのメンバーには、評論家にならないように伝えましょう。

院長先生のマインドセット

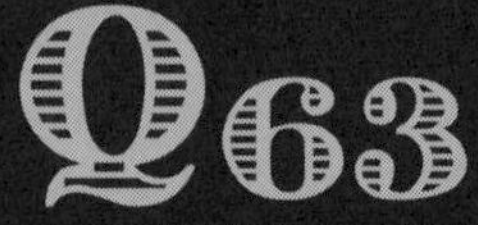

職場の
雰囲気づくりのための
飲み会は必要ですか？

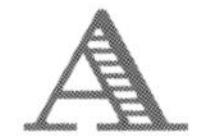

なくてもかまいません。

雰囲気づくりのための施策はいらない

ＨＯＷを自由に話せるような雰囲気づくりが大切だといっても、それが目的になるとこれまた迷走する可能性が高い。**雰囲気が良くなるのはあくまでも結果**です。雰囲気づくりを優先すると本末転倒になってしまいます。まずは、院長先生をはじめとする経営層が評論家にならずに常に何かをやり続けているという状況をつくることが大切だと思います。

歯科医院経営においてスタッフをＨＯＷ思考にするには、ＣＳを高めるのが一番の近道。

ＣＳが高まれば、スタッフは「患者さんにもっと喜んでもらいたい」と自発的に患者さんのために何ができるのかを考えて動くようになります。

患者さんの喜びがスタッフのモチベーションを高めて、職場のポジティブな雰囲気が醸成されていくのです。**ＣＳが高まればＥＳが高まって、職場の雰囲気がポジティブになる**のです。職場の雰囲気づくりのためにあの手この手を繰り出すことより、まずは目の前の患者さんに集中しましょう。

Q64

チームビルディングのための施策は必要ですか？

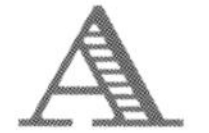

不要です。

チームビルディングは結果にすぎない

人材開発や組織変革のコンサルティングで著名な会社が何社かあります。それらは実績のある素晴らしいメソッドを提供していると思います。しかし、本来は何か目的を達成するための手段として、組織があるはずです。ところが、手段が目的になってしまっているケースが多いと思います。つまり、組織づくりそのものが目的化してしまっているのです。**人材開発や組織変革はあくまでも手段で、目的ではありません。**これは、歯科医療従事者が陥りやすい落とし穴だと思います。

歯科医師は、どうしてもエビデンスやマニュアルと相性がいい。だから、マニュアルを手に入れて、その通りにやればチームビルディングがうまくいくと思ってしまいがちです。

たしかに、歯科医療なら、エビデンスに基づいて治療すればうまくいくでしょう。

ところが、チームビルディングのノウハウに王道はありません。「こうすればチームが良くなる」という方法があるなら、すべての会社が取り入れています。**それがないから経営者は**

頭を悩ませているのです。「この通りにやって売上が上がる」「この通りにやったらスタッフの信任が得られる」というものはありません。手段と目的をはき違えないようにすることが大事なのです。

患者さんがたくさん来れば、自然とチームは構築される

人間関係がいいから、よい医院なのか。それともよい医院なので、人間関係がいいのか。因果関係を証明するエビデンスがあるかどうか私は知りませんが、よい医院だと、人間関係がいいというのが私の実感です。

スタッフは「チームビルディングができている」「人材開発ができている」とは認識しません。そんなことはスタッフにとってあまり興味はありません。「患者さんがいっぱい来てるね」「患者さんに信頼されているね」というのがスタッフの喜びです。**患者さんがいっぱい来ていれば、自分たちのやっていることは正しいと確信を持てます。**そうなれば、「みんなで頑張ろう！」という雰囲気が自然と醸成されます。

ところが、患者さんが少なくて閑散としている歯科医院で、院長先生が「患者さんの笑顔のために、いいチームをつくろう！」と宣言したとしたら、スタッフはどう受け止めるでしょうか。きっと、ポカンと口を開けるだけです。何をどうすればいいかまったくわからないからです。「それって院長先生の自己満足でしょ」と心の底では軽蔑するかもしれませ

ん。

チームビルディングをするのが良いことであるのは当然です。しかし、それで経営が上手くいくの？　ということをきちんと押さえておいたほうがいいでしょう。

スタッフは、変なセミナーに参加させられたり、チームビルディングの研修を受けさせられたりすることをどう受け止めるでしょうか？　それでは押し付けられたチームビルディングです。「うちの院長先生、人材開発会社に洗脳されてるよ」と言い出すスタッフが現れるかもしれません。

患者さんといい関係を築けて、自分の給料が上がっていけば、満足いく職場なのではないでしょうか。

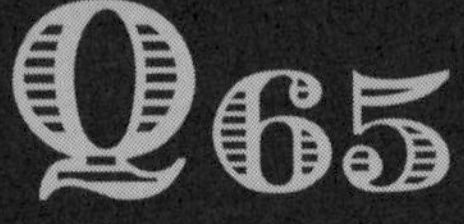

ツール選びは重要ですか?

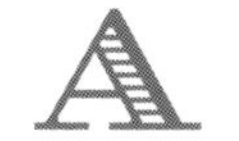

重要ではありません。

ツールにとらわれると、経営を見失う

しん治歯科医院には、他の歯科医院から見学にお見えになることが多い。そのとき、**よく歯科医師から「何のツールを使っているんですか？」と質問されます。**

もちろん、優れたツールがあったほうがいい。しかし、優れたツールがあれば、得たい結果が得られるのでしょうか？

例えば、ハイスペックのパソコンと高機能なデザインソフトを揃えれば、素晴らしいデザインができるのでしょうか？デザインスキルがなければ、どんなに優れたソフトがあっても宝の持ち腐れです。

「木を見て森を見ず」ということわざがあります。これは、細部にとらわれて、全体を見失うという意味です。大切なのは、ツールという木ではありません。まずは全体、つまり森を見るべきです。しん治歯科医院やデンタルフィットネスにおける森は「考え方」です。

ツールなんて、どれでもいいのです。考え方が重要なのです。

Q66

余裕のある生活とは
年収いくらですか？
次の3つから
選んでください。
（1）年収1000万円
（2）年収2000万円
（3）年収1億円

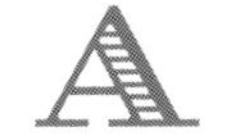

すべて正解です。

余裕のある生活とは年収いくらですか?

数字や計画の話、とりわけ売上や利益の話をすると「それは悪いことだ」といった受け止め方をする院長先生が少なくありません。しかし、数字そのものは悪でも何でもありません。経営と数字は切っても切れない関係です。

例えば「余裕のある生活」と聞いても、それがどのようなものか伝わってきません。20代の単身者なら年収500万円くらいをイメージするかもしれません。あるいは、年収1000万円をイメージする人もいれば、年収１億円なければ余裕は出ないと考える人もいるでしょう。「余裕のある生活」という言葉のイメージには大きな幅があるのです。しかし、「年収2000万円の余裕のある生活」と言われれば、具体的なイメージを共有できるでしょう。

私は歯科医師ではないので、歯科医師の心理をすべて理解しているわけではありません。しかし、歯科業界の人たちは、歯科医療は尊いもので、普通の金稼ぎとはまったく違うものだという気持ちが強いのではないでしょうか。ビジネス的にお金を稼いでいると思われるのが嫌だという感情がこの業界では根強く残っています。

確かに、歯科医療と営利企業はイコールではありません。医療法人は利益を上げることだけが目的ではありません。しかし、利益がなければスタッフに給料すら払えません。医療法人は利益（余剰金）の分配（配当）は禁止されていますが、利益を上げること自体は禁止されていません。私は、**歯科医院もビジネスをやってお金を稼いでいるという前提に立つべき**だと思います。

上場企業の中期経営計画を見てみればわかりますが、これでもかというくらい数字が並んでいます。数字を明確にしなければ、実績もわからなければ、未来予測もできません。何をどうすればいいのか、どこまでやればいいのかがわからないのです。

数字は敵でも味方でもありません。それこそ単なるツールです。実績も目標も、明確に示すために数字を使うのです。

Q67

ビジネスで使われる「TTP」の意味は何ですか？

「徹底的にパクる」です。

歯科業界は、成功者を真似しやすい

「ＴＴＰ」はビジネスの世界でよく使われる言葉で**「徹底的にパクる」**を意味します。成功するためには、成功者を徹底的に真似するのが一番の近道ということです。医療業界で有名なところでは、湘南美容グループの相川佳之代表がＴＴＰを実践して、業界最大級の医療法人へと猛スピードで成長させました。ほかにも、ＴＴＰを提唱している成功者は数知れません。

私も、うまくいっている人の話を聞いて、そのまま実践するのが一番いいと思っています。

例えば、高級な和食屋さんに行ったとします。ご主人に「そのままお召し上がりください」と言われたら、そのまま食べませんか？　わざわざしょう油をぶっかけて食べる人はいません。そんなことをしたら、その料理が死んでしまいます。

成功者は、成功者ならではのノウハウを持っています。それを参考にするとき、アレンジする必要があるでしょうか？

ところが、「自分流にアレンジしたほうが格好いい」「自分なりの工夫を加えたほうが高度なことをやっている」と思っている人がけっこう多い。

Ａ．格好いいけれど、自分流のアレンジを加えて
　　結果が出ない

Ｂ．格好悪いけれど、そのまま真似て結果が出る

この２つなら、迷わずＢを選ぶべきです。そこはオリジナリティを出さなくていいのではないでしょうか。

私が強調したいのは、**歯科業界はＴＴＰしやすいし、これで結果を出しやすい**ということ。

なぜなら、保険診療なら、北は北海道から南は沖縄まで、日本全国津々浦々でまったく同じ制度だからです。歯科医療の提供内容も保険点数も全国一律。法令もルールも全国同じ。大都会だろうが限界集落だろうがまったく同じ。これほどＴＴＰしやすい業界は、それほど多くはないでしょう。つまり成功している歯科医院の仕組みをTTPすれば良いだけです。

Q68

院長先生が疲れないコツとは?

100%の力で働き続けないことです。

仕事を詰め込んで明日の元気を前借りしない

私が院長先生とお会いしていて思うのは、いっぱいいっぱいの人が多いということ。院長先生が1人で頑張りすぎているように見えます。

歯科に限らずすべての業界に共通していますが、仕事は永遠に終わりません。たとえ今の仕事が終わっても、次の仕事がやって来ます。目の前には常に仕事があるのです。仕事がなくなったら、ビジネスは終わりです。

つまり、**仕事は永遠に終わらないことが正解**だという前提に立つべきです。

「仕事を終わらせる」という言葉は、ビジネスマンとしての終焉を意味すると私は思っています。だから、あまり使いたくない。一つ一つのタスクをこなすという意味でも「ようやく仕事が終わったぜ」とは言いたくない。

仕事はずっと終わらないのが正解なのです。

歯科医院でいえば、**患者さんが来続けること、治療し続け**

ること、予防で患者さんが来院し続けることが正解ではないでしょうか。

終わらせようとするのではなく、今風にいうと、**「いかに持続可能か」**を考えたほうがいいと思います。

それでは仕事を持続させるためにはどうすればいいのか？100％の力を出し切らなければいいのです。少し余力を残すのです。

例えば、１日に受け付ける予約が20人だとします。21人目の予約が入ってきたとしても、無理して詰め込まないほうがいいと思います。もちろん、患者さんの症状によっては受け入れなければならないこともあるでしょう。しかし、そうでなければ、次の日以降に予約を入れてもらえばいいのです。１日20人で終われるのなら、今日は診療を終えたほうがよい。**「余裕があるからもう１人診よう」という判断は、それは明日の元気を前借りしている状態**です。

仕事に終わりはありません。明日も仕事があります。今日やるべきことは今日やるべきですが、明日できることを無理して今日やる必要はないです。明日やればいいのです。

あまり詰め込みすぎず、少し余力を残しておくくらいがちょうどいいと思います。

院長先生のマインドセット

Q69

自分が疲れないためにやるべきことを次の（1）～（3）から選んでください。

（1）スタッフを認めて褒める
（2）スタッフよりもたくさん休む
（3）自分の仕事をスタッフに押し付ける

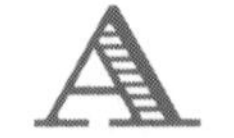

(1)の「スタッフを認めて褒める」です。

大事にしてくれる人のことを、人はないがしろにしない

疲れている院長先生の多くが漏らす言葉があります。それは「患者さんやスタッフから認められていない……」。

認められてない状態、承認欲求を得られていない状態が心苦しいという気持ちはよくわかります。その状態が長期にわたって続くと、「自分の技術レベルがダメなのかな……」「知識レベルが足りないのではないか……」と不安になって、自己啓発セミナーに参加するという流れになりがちです。それで果たして承認欲求は満たされるでしょうか？

まずやるべきは、**相手に認められる前に自分が相手を認めること**。

自分が認めてもらいたいと思っている相手の前で、ひたすら感謝を伝えること。

認められたいと思っている相手をひたすら褒めること。

認めてもらいたい相手を自分から認めれば、相手からも認められるようになります。

まずは**「与える精神」**です。

与えてくれた人に対して、反感を覚える人はまずいません。 与えられた側の人間はうれしいものです。自分のことを大事にしてくれる人のことを、人は絶対にないがしろにしません。

スタッフの信任を得たいのなら、まずは自分がスタッフを認めたらいいのです。これは、給料や働きやすい環境といったこと以前の問題です。

原理原則にのっとって考えてみると、これは至極、当たり前の話です。もう一度、当たり前に立ち戻るということです。

デンタルフィットネスを導入した歯科医院に患者さんがずっと来てくれる理由も、案外、このことと関連しているのではないかと思います。

［あとがき］

30年以上にわたってリピート率95％以上の「デンタルフィットネス」

最後までお読みくださり、ありがとうございます。

ここで少し、私がやっている「デンタルフィットネス」について触れさせてください。

デンタルフィットネスは、持続可能な歯科医院経営を実現するための予防歯科のメソッドです。これは、私の父が開院した「しん治歯科医院」が30年以上にわたって実践してきたもの。予防歯科のリピート率は30年以上にわたって95％以上。最近は99％を上回っています。

しん治歯科医院が立地しているのは、香川県の片田舎です。それでも、予防だけで年間1万4000人の患者さんが訪れます。

私は今、このメソッドを全国の歯科医院に普及させる活動に取り組んでいます。

「国民皆歯科健診」という未来

30年前は予防歯科は業界でもマイナーでしたが、今や広く知られるようになりました。

2022年には国が「国民皆歯科健診」の実施を検討していることが報じられました。なぜ、国民皆歯科健診なのでしょうか？　当たり前ですが、国はそのほうがメリットがあると考えているからにほかなりません。

それでは、国民皆歯科健診のメリットとは何でしょうか？

全国民が口腔ケアのために歯科医院に通ったら、大きな病気をする人が少なくなり、ひいては医療費の削減につながると考えているのでしょう。この医療費削減が本丸だと思います。

国は究極的には「歯周病や虫歯の治療をしないでいい世界」をつくりたいわけです。

これ、ガソリン自動車から電気自動車（ＥＶ車）に切り替えていくという動きと似ていませんか？

最近はＳＤＧｓという言葉が流行っていますが、持続可能な社会が実現するための重要な方策の１つがＥＶ車への転換です。これと対比して考えると、健康で長生きするような持続可能な人生を送るための重要な方策の１つが国民皆歯科健診というわけです。

全身の健康のために歯がとても大事であると、国も問題意識を持っているのです。

もし、私がこれからマイホームを建てるとします。そのとき、未来を見越して太陽光パネルを設置してＥＶ車を充電できる装置をガレージに設置するでしょう。

これと同じ発想です。国の方向性が明らかなのですから、その準備をしない手はありません。

歯科医院の場合、それが予防歯科だと思います。

国は治療から予防に完全に舵を切ろうとしています。それに対応できる準備をしておくべきだと私は考えています。

「来させる」のではなく「自ら来る」

しん治歯科医院に年間1万4000人の患者さんが治療とは別に予防だけで通っていますが、私たちが来させているわけではありません。そもそも、“リコール電話”すらかけていません。

本来は「歯科医院が予防する」という言葉は、日本語としておかしいと私は思います。

自律して健康づくりを習慣化するのは、あくまでも患者さん自身。口腔ケアが習慣化した患者さんは、“勝手に”歯科医院にやって来ます。

予防の主語は、あくまでも患者さん本人なのです。

私たちが考えなくてはいけないのは「来させること」ではなく、「来るのを当たり前にしてもらうこと」。リコールではなく、リピートです。

しん治歯科医院は30年以上かけてこれが実現できる独自のノウハウを磨いてきました。

私は今、このデンタルフィットネスの導入コンサルタントとして、全国の歯科医院を飛び回っています。2023年4月時点で導入先は120医院になりました。

院長先生はどうしても「患者さんを来させよう」という気持ちになりがちです。頭では「来させるのではなく、来るのを当たり前にする」ということを理解しても、どうしても心が「来させるマインド」になってしまうのです。「いかんいかん、これは患者さんに強制している」と、常に反芻しておかないと、来させるマインドからの脱却は難しいです。

患者さんが自律的に予防の意識を持って来院するというのは、イメージできないかもしれません。ここは大胆なマインドチェンジが必要だと思います。

予防歯科に力を入れているのは、腕が悪いから？

「予防歯科をやるのは、腕が悪い歯科医師」

そんなふうに思っている歯科医師が少なくありません。

逆です。

治療の腕が高くない歯科医院に、予防の患者さんは来ません。

考えてみてください。詰め物がすぐに取れてしまうような歯科医院や、地域に「ヤブ」呼ばわりされているような歯科医院に、予防のために定期的に通うでしょうか？

私は予防歯科で成功した歯科医院を数多く見てきましたが、例外なく治療の技術も確かです。

治療と予防。

この２つは両輪です。治療だけでもダメ。予防だけでもダメ。この２つを兼ね備えることが必要です。

予防歯科は金儲けの道具。

予防歯科は儲からない。

そんなイメージを抱いている歯科医師もいます。

歯科医院が治療行為以外で売上を立てることに対して、アレルギーを持つ歯科医師が少なくありません。

予防歯科は利益率が高いことを本文でご説明しました。予防歯科は決して儲からないものではありません。同時に、患者さんに無理やり来させるものでもありません。金儲けの道具でも決してないのです。

経営改善のヒントにしてほしい

私はこれまで、歯科医療の技術の向上に真摯に向き合っている歯科医師たちに数多く出会ってきました。そうした方々は本当に尊敬できる存在です。

しかし、患者さんのために頑張り続けて、疲れてしまっているケースが少なくありません。

そんな院長先生たちの力になるにはどうすればいいのか？

私はこのことをずっと考えてきました。

私の出した答えはデンタルフィットネスを広めていくこと

ですが、これが唯一の答えとは限りません。それぞれの院長先生が進む道があると思います。

ただ、保険診療でも、自由診療でも、もちろん予防歯科でも、「経営」という切り口ではすべて同じです。

すべての歯科医院の経営改善のヒントになる材料を提供したくて、本書をまとめました。

本書が、あなたの歯科医院経営改善に少しでも寄与できたなら、これ以上の喜びはありません。

髙橋翔太

（たかはし・しょうた）

医療法人社団しん治歯科医院 COO。日本で唯一のストック型歯科医院専門コンサルタント兼歯科医院の経営者。IT 企業、証券会社での勤務を経て、東京で広告代理店など複数社を起業。しかし、「東日本大震災の影響による倒産」や「出資詐欺に騙されて一晩で数千万円の借金」、「ビジネスパートナーの夜逃げ」などさまざまな事件に巻き込まれる中、経営において「安定収入を得ることの大切さ」を痛感。この経験を元に、歯科業界専門のビジネスコンサルタントとして新たに仕事を始める。
同時に、父親が開業したしん治歯科医院の経営に事務長として参画し、次々と経営を改革。結果、数年間で売上を 2 億円から 6 億円超に伸ばす。
現在は、自医院で結果が出た経営手法を「次世代ストック型予防歯科経営法」としてコンテンツ化。その中のメインメソッドである「デンタルフィットネス」は 2023 年 6 月時点で 100 以上の歯科医院の売上アップに貢献している。プライベートでは車、カメラ、マンガおたくとして、さまざまな業種の人々と交流している。
著書に、『デンタルフィットネスの教科書』『ライフ・ウィズ・ゼロ』（ともに、サンライズパブリッシング刊）がある。

「デンタルフィットネス」にご興味を持たれた方へ

本書でもご紹介した
「デンタルフィットネス」の「導入コンサルティング」や
「実践マニュアル」をお得な価格でご提供いたします。

ぜひ、
ウェブサイトで
ご覧ください！
コンサルのご依頼や
お問い合わせ、
最新のセミナー情報も
こちらから！

syotatakahashi.com

「デンタルフィットネス完全ドリル」読者限定特典のお知らせ

本書購入者に貴重な特典があります。

http://pubca.net/cam/dental_drill/

キャンペーン申し込みはこちらから

https://asp.jcity.co.jp/FORM/?userid=sunriset&formid=206

デンタルフィットネス完全ドリル

2023年6月26日　初版第1刷発行

著　者　髙橋翔太
発行者　西潟洸徳
発　行　サンライズパブリッシング株式会社
〒150-0043
東京都渋谷区道玄坂1-12-1
渋谷マークシティW22

発売元　株式会社飯塚書店
〒112-0002
東京都文京区小石川5丁目16-4
印刷・製本　中央精版印刷株式会社

ISBN978-4-7522-9008-7 C0047

プロデュース　水野俊哉
編集協力　山口慎治
装丁・DTP　本橋雅文（orangebird）

髙橋翔太の書籍
絶賛発売中！

デンタルフィットネスの教科書

患者のリピート率を高めて利益を最大化させる「次世代ストック型歯科経営」のすすめ

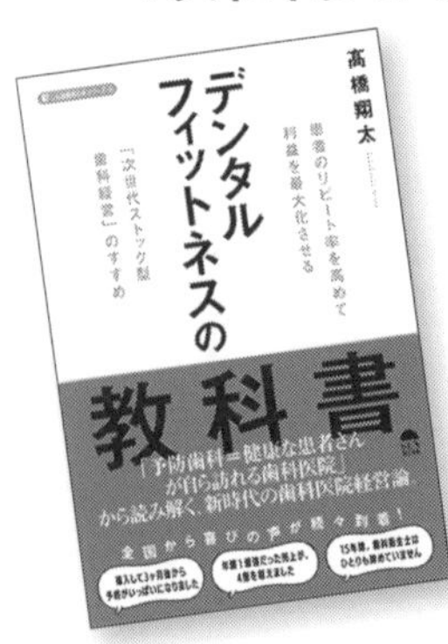

3カ月先まで、予防の患者さんで予約がいっぱい。リコールをしなくても、自ら予防目的で勝手に来院してくれる患者さん……あなたは、そんな状況を想像できますか？ これは、本書で紹介する「デンタルフィットネス」を導入した歯科医院のごく普通のシーンです。デンタルフィットネスは、保険診療による予防歯科をベースとした、「次世代ストック型歯科経営」。「なんだ、保険診療の予防歯科なら、うちでもやっているよ」と思われるかもしれませんが、保険診療の予防歯科に力を入れていても、経営が上向かないケースは少なくありません。しかしデンタルフィットネスを導入した歯科は、例外なく売り上げが伸びています。しかも、ほとんどの導入クリニックが売り上げ1 億円を突破しているのです。 本書では、驚くべきデンタルフィットネスの具体的な手法を徹底解説。実際に経営状況を大きく改善した歯科医院6院の事例も紹介。

ライフ・ウィズ・ゼロ

幸福とお金の最終結論

「東日本大震災の影響による倒産」や「出資詐欺に騙されて一晩で数千万円の借金」、「ビジネスパートナーの夜逃げ」などさまざまな事件に巻き込まれて気づかされたこと。それは、「幸福とお金は、人のために働いたご褒美」であるということ。出資詐欺に騙されて一晩で数千万円の借金を負った著者が、「人のためのビジネス」に視座を上げることで、歯科医院向けに「デンタルフィットネス」という奇跡のメソッドを開発。その過程を紹介しながら歯科医院を「会社」に変え、売上を2億円から6億円超に伸ばした経営術とその過程で体得した具体性にあふれる「仕事術」を明かします。著者は、現在は自医院で結果が出た手法「次世代ストック型歯科医院経営法」のメインメソッドである「デンタルフィットネス」を駆使して、これまで100以上の歯科医院の売上アップに貢献している。

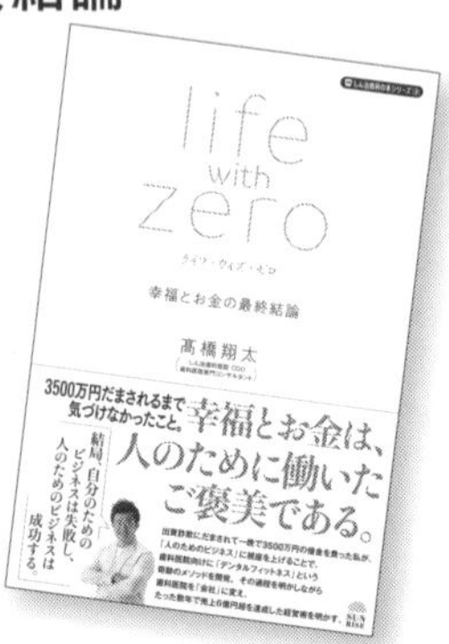

どちらも、サンライズパブリッシング刊、本体価格1500円